मूत्र चिकित्सा के प्राकृतिक लाभ

notionpress.com

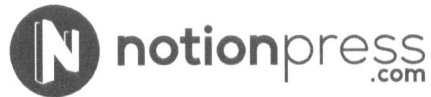

मूत्र चिकित्सा के प्राकृतिक लाभ

जगदीश आर. भूरानी

notionpress.com

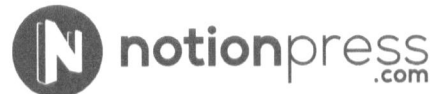

Notion Press

Old No. 38, New No. 6

McNichols Road, Chetpet

Chennai - 600 031

First Published by Notion Press 2016

Copyright © जगदीश आर. भूरानी 2016

All Rights Reserved.

ISBN 978-93-5206-655-1

This book has been published in good faith that the work of the author is original. All efforts have been taken to make the material error-free. However, the author and the publisher disclaim the responsibility.

No part of this book may be used, reproduced in any manner whatsoever without written permission from the author, except in the case of brief quotations embodied in critical articles and reviews.

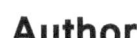

Author

Jagdish R Bhurani

Bengaluru - 560076

Website: www.urinetherapy.in

Email: jbhurani@gmail.com

jbhurani@urinetherapy.in

Mobile: 093428 72578

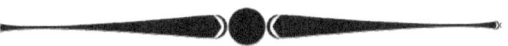

विषय सूची

उत्कृष्ट स्वास्थ्य के राज़ पर शैक्षिक अनुभाग 1

डा. केसी बल्लाल 4

डा. कुमार 6

डामर तंत्र में "शिवाम्बु" 8

मूत्र चिकित्सा हर प्रकार के रोगों को नियंत्रित/ठीक
कर सकती है 10

मूत्र चिकित्सा कैंसर से होने वाली मौतों को कम
कर सकती है 19

विभिन्न बीमारियों के उपचार 21

व्रत रखना मूत्र पीकर रहना 28

मूत्र इंजेक्शन 30

मूत्र चिकित्सा का प्राचीन उल्लेख 33

मेरा निजी अनुभव 37

डॉक्टरों एवं वैज्ञानिकों को नैतिक समर्थन 40

पुराने रोगियों के लिए इलाज की प्रणाली एवं विधि 42

पीने, मालिश करने और गीला पैक रखने का तरीका 46

संतुलित हलका आहार जिसे लेना चाहिये 48

कैंसर सर्जरी और कीमोथेरेपी के बिना नियंत्रित हो सकता है 51

कैंसर से ठीक हुए मरीज (श्रीमती सुरेश रानी) 53

उपचार के पहले पीईटी-सीटी रिपोर्ट 58

श्रीमती विनोदा शेट्टी - पेट का कैंसर 62

श्रीमती विनोदा शेट्टी की एंडोस्कोपी रिपोर्ट - कार्सिनोमा स्टमक . . . 65

श्रीमती ममता पैपलरी एडीनोकार्सिनोमा (गर्भाशय का कैंसर) 71
चिकित्सक की रिपोर्ट - सर्जरी एवं कीमोथैरेपी के सुझाव. 74
रोगियों की केस हिस्ट्री, जिन्होंने लाभ प्राप्त किये 76
प्रमाण पत्र - प्रशंसापत्र 92
रस और संतुलित हल्के आहार के लाभ. 132
समाचार पत्रों के लेख. 141
मूत्र चिकित्सा योगाभ्यास की प्राचीन पद्धति. 152

“उत्कृष्ट स्वास्थ्य के राज़ पर शैक्षिक अनुभाग”

मूत्र चिकित्सा के प्राकृतिक लाभ, सभी के लिए स्वस्थ्य बने रहने व स्वस्थ्य जीवन जीने के लिए एक बेहतरीन स्वास्थ्य के राज़ पर शैक्षिक भाग है। इसमें प्राकृतिक क्षमता होती है। यह उपचार का काफी प्रभावी तरीका है और पूर्ण रूप से ज्यादा सशक्त प्राकृतिक उपचार है।

मैंने रोगियों का इलाज/ठीक किया है, जो निम्न रोगों से पीड़ित थे:-

मुंह /गाल का कैंसर

पेट के कैंसर “कार्सिनोमा स्टमक”

गर्भाशय का कैंसर “पैपिलरी एडीनोकार्सिनोमा”

स्तन, फेफड़ों एवं हड्डी का कैंसर “मेटास्टेटिक ब्रेड कार्सिनोमा”

एचआईवी/एड्स, मधुमेह, किडनी फेलियोर, पित्ताशय में पथरी,

सेरेब्रल पाल्सी, मानसिक विकलांगता,

मोटर नयूरोन रोग, मस्कुलर डिस्ट्रोफी,

नेफ्रोटिक सिंड्रोम, अस्थमा यानी दमा, लकवा, सोरियासिस

“गुर्दे की बीमारी में मूत्र से प्रोटीन खत्म हो जाता है,”

त्वचा रोग, थाईरॉइड, प्रीमेसट्रुअल सिंड्रोम

“पीएमएस,” एक्यूट लुंबर स्पोंडेलाइटिस “एएलएस,” आदि

मूत्र चिकित्सा “शिवांबु” उपचार की प्राचीन पद्धति है, जो पीढ़ी दर पीढ़ी चली आ रही है। मूत्र चिकित्सा का संदर्भ आयुर्वेद के लगभग प्रत्येक भाग में मिलता है। यह योगाभ्यास की एक विधि भी है।

प्राचीन पुस्तकों और वेदों में, मूत्र को "शिवांबु" (स्वतः मूत्र) अर्थात शिव का जल कहा गया है। उन लोगों ने "शिवांबु" को एक पवित्र द्रव्य माना। उनके अनुसार मूत्र दूध से ज्यादा पोषक है।

प्राचीन विधि में मूत्र चिकित्सा का अभ्यास उपचार की पारंपरिक विधि में किया जाता था, जिसे अपनाना एवं उसके लाभ उठाना अधिकांश लोगों के लिये कठिन है। इसे अपना कर घर में आसान तरीकों को अभ्यास में लाया जा सकता है।

मूत्र चिकित्सा के अधिकतम लाभ उठाने के लिये मैंने अध्ययन किया, और अनुसंधान कर सही विधि एवं तकनीक को खोजा है, जिसे जन्म से सेरेब्रेल पाल्सी से ग्रसित बच्चों समेत हर कोई अपना सकता है इसे अपनाकर घर में बहुत आसान तरीके से इसका अभ्यास किया जा सकता है।

मूत्र चिकित्सा हर प्रकार की गंभीर एवं पुरानी बीमारियों को ठीक करने और स्वस्थ्य बने रहने की पूरी तरह दवारहित एवं प्रभावी प्रणाली है। ज्यादातर लोगों के मन में "मूत्र" के प्रति भ्रम है क्योंकि वे इसके लाभ से परिचित नहीं हैं। उन्हें इसके प्रति सकारात्मक रवैया अपनाना चाहिये, और तब उन्हें महसूस होगा कि प्राकृतिक उपचार की शक्ति हमारे अंदर है। लंबी गंभीर बीमारियों से ग्रसित जिन लोगों ने मूत्र चिकित्सा को खुशी और सकारात्मक रवैये के साथ अपनाया, उन्हें 10 से 15 दिन के छोटे से अंतराल में ही अपने मानसिक एवं भौतिक स्वास्थ्य में इसके लाभ दिखने लगे।

मूत्र चिकित्सा की उचित विधि है मूत्र पीना, पूरे शरीर पर मूत्र से मालिश करना, मूत्र से गीले पैक को रखना, संतुलित आहार को बनाये रखते हुए पानी और जूस पीना। जो लोग इस उपचार को अपनाते हैं उनका मूत्र रंगहीन (पानी की तरह) आता है, जिसमें किसी भी प्रकार की गंध नहीं होती और वे अधिकतम लाभ प्राप्त करने के लिये ज्ञान ले पाते हैं।

डॉक्टरों और वैज्ञानिकों को इस तथ्य पर विश्वास करना चाहिए कि "मूत्र प्राकृतिक दैवी उपचारात्मक शक्ति है" और वहाँ केवल एक प्राकृतिक उपाय है जो रोगों के विभिन्न प्रकार का इलाज कर सकता है। वे अनुसंधान कर

सकते हैं और वैज्ञानिक सबूत ले सकते हैं कि मैंने जो दावा किया है वह सच है।

मूत्र चिकित्सा की जागरुकता से लाखों जीवन बचाये जा सकते हैं। सरकार को वैज्ञानिक विभागों को विभिन्न रोगों और मनुष्य की भलाई पर मूत्र चिकित्सा की प्रभावकारिता को जानने और शोध के लिये निर्देशित करना चाहिये।

इन्हें मूत्र चिकित्सा को, चिकित्सा की प्राकृतिक पद्धति को पहचानना चाहिये। चिकित्सकों और एक वैज्ञानिक सभा को संगठित करें और एक कार्यक्रम को "मूत्र चिकित्सा के प्राकृतिक लाभ" की जागरुकता पर चर्चा और निर्माण के लिये संचालित करें।

इन्हें "मूत्र चिकित्सा के प्राकृतिक लाभ" पर मनुष्यों को शिक्षित करने के लिये चिकित्सा और शैक्षिक विभाग, चिकित्सालयों, कॉलेजों और स्कूलों को निर्देशित करना चाहिये।

मैंने "कुछ मरीजों की केस हिस्ट्री" प्रेषित की है। मरीजों के प्रमाण पत्र और रिकॉर्ड किये गये वक्तव्य वैज्ञानिक आधार के प्रमाण हैं। ज़्यादा जानकारी और मूत्र चिकित्सा से लाभ प्रप्त करने वाले मरीजों की वीडियो रिकॉर्डिंग देखने के लिये आप वेबसाइट www.urinetherapy.in पर लॉग इन कर सकते हैं।

डा. बल्लाल आयुर केयर क्लीनिक

स्पेशल केयर- बाल, त्वचा, एवं एलर्जी, दमा, जोड़ों के दर्द की समस्याएं स्टर्लिटी एवं सभी प्रकार की स्त्रीरोग समस्याएं
नंबर 34/1 5 वीं क्रॉस, 11वीं 'बी' क्रॉस, मल्लेश्वरम (ई), बेंगलुरू- 560003

डा. केसी बल्लाल,	डा. विमला बल्लाल
बीएसएएम, बीएएमएस	बीएसएएम, बीएएमएस
मो. नंबर- 09900567924	फोन नंबर-65316758
पंजीकरण संख्या 1791	पंजीकरण संख्या 6721

डा. हमसिनी के बल्लाल
पंजीकरण संख्या 17747

दिनांक 27-10-2010

मैं डॉ. के.सी. बल्लाल 1977 से एक सर्वतोमुखी चिकित्सक (बीएसएएम आयुर्वेद डिग्री एवं बीएएमएस एलोपैथी कोर्स) हूँ। मैं एक पंजीकृत पेशेवर चिकित्सक हूँ। मैंने अपने करियर की शुरूआत 100 फीसदी एलोपैथी लाइन के इलाज से की। 1979 में मैं, 5वीं मेन, छठी क्रॉस, गांधीनगर बेंगलुरु में डॉ. सी.डी.पन्त की नवशक्ति आयुर्वेदिक औषधालय से जुड़ा। तब मैंने सुबह के समय आयुर्वेद का और शाम के समय एलोपैथी की डॉक्टरी शुरू की।

फिर धीरे-धीरे मुझे एलोपैथी चिकित्सा के दुष्प्रभावों के बारे में पता चला और आयुर्वेदिक लाइन के उपचार की अधिक डॉक्टरी शुरू कर दी। तब मैंने वैकल्पिक प्रणाली की चिकित्सा को प्रोत्साहित करना शुरू कर दिया, जो कि एक्यूपंक्चर, चुंबक चिकित्सा और होम्योपैथी और यूनानी जैसी प्रणालियों की तरह है। मेरा मुख्य विषय, दवा की किसी भी प्रणाली द्वारा रोगियों को अच्छे (जल्दी और सुरक्षित) परिणाम देना है। मैं अपने रोगियों को अन्य प्रणालियों और वैकल्पिक चिकित्सा के लिए उद्घृत करता हूँ।

1995 में मैंने श्री जगदीश भुरानी के माध्यम से आयुर्वेद में एक बहुत अच्छी वैकल्पिक व्यवस्था "स्व मूत्र चिकित्सा" पाई, जिसे शिवाम्बू कहा जाता है। मैं कई बीमारियों के उपचार के लिए, जैसे "गुर्दे की विफलता," स्तन कैंसर, गठिया, गंजापन, मस्कुलर डिस्ट्रोफी और मानसिक रूप से विकलांग (पिछड़ी बुद्धि) के मामलों के रोगियों को मूत्र चिकित्सा के लिए जगदीश भुरानी के पास भेजता हूं। उन्होंने लगभग सभी मामलों में काफी सफलतापूर्वक इलाज किया है।

मेरा जनता के लिए सुझाव है कि उन्हें उपयोग और उपचार के इस प्राचीन रास्ते को अपनाना चाहिए, जैसे हमारे पूर्व प्रधानमंत्री, श्री मोरारजी देसाई ने मूत्र चिकित्सा का प्रयोग किया था। विशेष रूप से गरीब लोगों को इसे अपनाना चाहिए, क्योंकि इलाज, जिसमे कैंसर उपचार भी शामिल है, उस पर पैसा नहीं खर्च करना चाहिए, जिसे श्री जगदीश भुरानी ने सफलतापूर्वक संभाला है। वह मानव जाति के लिए एक बहुत अच्छी मुफ्त सेवा कर रहे हैं। तो आइये हम सब मिलकर इस मूत्र चिकित्सा को लोकप्रिय बनाएं और देश की सहायता करने के लिये और दुनिया को 2020 तक स्वस्थ बनाने के लिये श्री जगदीश भुरानी के साथ हाथ मिलायें। यह निवारक और रोगहर पद्धति भी है।

(डा. के. सी. बल्लाल)
सदस्य - सी.सी.आई.एम. भारत सरकार, नई दिल्ली
पूर्व अध्यक्ष - अखिल भारतीय एन.आई.एम.ए. नई दिल्ली

डा. कुमार एच. सी.
बाल रोग विशेषज्ञ
ईएसआईसी मॉडल अस्पताल
राजाजीनगर,
बेंगलुरू- 560010

दिनांक 25-05-2010

मास्टर रक्षित, जो कि अब 10 वर्ष की आयु का है, गुर्दे सिंड्रोम (गुर्दे का रोग, जिसमें मूत्र से प्रोटीन खत्म हो जाता है) से पीड़ित था। डेढ़ साल की उम्र में पहली बार इस बीमारी का पता चला। तब से उसका स्टीरियॉइड के साथ इलाज जारी था। इस इलाज के बावजूद उसमें लगातार पुनः पतन हो रहा था और वह स्टीरियॉइड पर निर्भर था।

उसके गुर्दे की बायोप्सी हुई थी और न्यूनतम परिवर्तन गुर्दे सिंड्रोम के निदान की पुष्टि की गई थी। एक बार स्टीरियॉइड बंद कर दी गई तो उसके चेहरे, पेट और पैर मे सूजन हो जाती थी, और उसे स्टीरियॉइड पर फिर से डाल दिया जाता था। हर बार स्टीरियॉइड के इस्तेमाल से उसका सिर दर्द, पेट दर्द और जोड़ दर्द बढ़ने लगा।

क्योंकि उसकी स्टीरियॉइड पर निर्भरता और लगातार पुनः पतन के कारण वह स्टीरियॉइड की कम खुराक पर 2-3 साल तक चलता रहा। इस के बावजूद उसे चेहरे, पेट और पैर की सूजन के दौरे पड़ते थे। फिर उसने 2 साल के लिए लीवामिसोल (इम्यून को ठीक करने की दवा) शुरू कर दी। उपरोक्त उपचार के बावजूद उसके गुरदे सिंड्रोम में लगातार पुनः पतन हो रहा था। उसको अक्सर खाँसी, ठंड और जोर-जोर से सांस लेने की बीमारी हो जाया करती थी।

पीड़ा के कारण वह एक सक्रिय सामान्य जीवन व्यतीत करने में असमर्थ था और अन्य बच्चों के साथ नहीं खेल सकता था। वह नियमित रूप से

स्कूल में नहीं जा सकता था और अधिकतम समय के लिये उसका आहार नमक प्रतिबंधित और नरम होता था।

दिसम्बर 2008 में मैं श्री. जगदीश भुरानी के संपर्क में आया, जो मूत्र चिकित्सा अभ्यास कर रहे थे और अन्य रोगियों पर परिणामों से मैं प्रभावित हो गया। तभी मैंने रक्षित को श्री. जगदीश भुरानी के पास भेजा। उनके निर्देशन में "मूत्र चिकित्सा" शुरू की गई और बच्चे में 10 दिनों के भीतर सुधार होना शुरू हो गया। स्टीरियॉइड की गोलियां धीरे-धीरे कम हो गईं और उसने 3 महीने के लिए इलाज जारी रखा। अब वह स्टीरियॉइड पर निर्भर नहीं है। गुर्दे सिंड्रोम के लिए आवश्यक सभी रक्त परीक्षण और मूत्र परीक्षणों को दोहराया गया और वे अब सामान्य हैं।

अब उसे सभी प्रकार के दर्द, सूजन और सांस में घरघराहट जैसी समस्याओं से राहत मिल गई। अब वह एक सामान्य और सक्रिय बच्चा हो गया है और वह अन्य बच्चों के साथ खेल सकता है, जो वह पहले नहीं कर सकता था। अब वह नियमित रूप से स्कूल जा रहा है और अपनी कक्षाओं में उपस्थित होता है और अपनी कक्षा की परीक्षाओं में सबसे ऊपर आया है।

डा. कुमार एच.सी.
बाल रोग विशेषज्ञ
मोबाइल 09845031647

डामर तंत्र में "शिवाम्बू"

ईश्वर ने मनुष्य को अदभुत भेंट दी है, अपना पानी "शिवाम्बू"। 'शिव' का अर्थ 'लाभदायक, स्वास्थ्यप्रद' और 'अम्बू' का अर्थ 'जल' है। संयुक्त संस्कृत शब्द "शिवाम्बू" (लाभदायक जल) इन दो शब्दों से बना हुआ है। स्वत: मूत्र या स्व मूत्र चिकित्सा डामर तंत्र में पायी जाती है जो प्रचीन संस्कृत कार्य है।

इसमें शिवाम्बू के चिकित्सीय उपयोग की प्रणाली का विस्तृत विवरण है अर्थात स्व मूत्र चिकित्सा, जैसे कि भगवान शिव ने अपनी दिव्य पत्नी, देवी पार्वती के लिये व्याख्या की थी। यहाँ छन्द में 107 श्लोक या छन्द होते हैं जिसे "अनुष्टुप छन्द" कहते हैं। डामर तंत्र में इस बात पर जोर दिया गया है कि सभी रोगों को शिवाम्बू (किसी का अपना मूत्र) से ठीक किया जा सकता है और सभी मनुष्य शिवाम्बू के रोजाना उपयोग से स्वास्थ्य और मजबूती बनाये रख सकते हैं।

- शिशु माता की कोख में बढ़ना शुरु कर देता है।
- गर्भवती महिला के अजन्मे शिशु का भ्रूण एमनियोटिक द्रव से घिरा होता है।
- एमनियोटिक द्रव शिशु की वृद्धि के लिये बहुत आवश्यक होता है जिसमें भ्रूण मूत्र होता है।
- एमनियोटिक द्रव और भ्रूण मूत्र को शिशु के द्वारा लगातार "लिया" और "निकाला" जाता हैं।
- अजन्मा शिशु माता की कोख में एमनियोटिक द्रव और भ्रूण मूत्र में तैरता, साँस लेता और निगलता है। मूत्र पूर्णत: हानिहीन होता है जो शिशु को सामान्य ढंग से मांसल/अस्थि विकास में बढ़ने के लिये सुरक्षित और प्रोत्साहित करता है।

मूत्र जो माता की कोख में बढ़ने के लिये विकासशील शिशु को सुरक्षित करता है और शिशु को जीवन प्रदान करता है जिसके पास सभी रोगों की रोकथाम, नियंत्रण और उपचार के लिये प्राकृतिक शक्तियाँ होती हैं।

यहाँ कई लोग हैं जिन्हें मूत्र के बारे में गलतफहमी होती है और वे सोचते हैं कि यह गन्दा और विषैला होता है क्योंकि यह शरीर से मुक्त होता है। ज्यादातर लोगों के द्वारा मूत्र को नीचा और शरीर के अपशिष्ट की तरह प्रयोग किया जाता है जो वास्तव में जल से ज्यादा स्वच्छ होता है। ना सिर्फ इसके, लेकिन किसी का स्वमूत्र पीना निसन्देह आश्चर्यजनक विचार है, जो कई अन्य अचिकित्सीय रोगों का उपचार करता है।

जब तक आप कोशिश नहीं करेगें, तब तक आप अपने शरीर पर होने वाले इसके अच्छे प्रभावों को नहीं जान पायेगें। आप अच्छे परिणामों से बहुत आश्चर्यचकित होगें। इसके अतिरिक्त, आपको ज्यादा दर्द सहने की जरुरत नहीं होगी, अक्सर चिकित्सक के पास नहीं जाना होगा, या पारम्परिक चिकित्सकीय उपचारों पर बहुत व्यय नहीं करना होगा। मूत्र किसी के अपने रक्त का छना हुआ द्रव है।

“मूत्र चिकित्सा सभी प्रकार की गंभीर बीमारियों को नियंत्रित/उपचार कर सकती है उपचार शक्ति हमारे अंदर है”

करोड़ों लोग गंभीर बीमारियों से ग्रसित हैं। आज पूरी मानव जाति अनगिनत असाध्य रोगों से घिरी हुई है और आदमी स्वयं को बिलकुल असहाय और निराश महसूस कर रहा है। सरकार द्वारा एक सर्वेक्षण के अनुसार इस प्रकार के भयानक रोगों से प्रभावित लोग हर साल बढ़ रहे हैं। बहुत सी कोशिशों और निरंतर शोध के बावजूद्ध वैज्ञानिक और चिकित्सा शोध विभाग तमाम रोगों का स्थाई इलाज ढूंढने में सक्षम नहीं हो सके हैं।

प्रकृति हमें वायु, जल, सूर्य प्रकाश, आदि, प्राकृतिक सुविधाएं प्रदान करती है, जो हमारे शरीर के लिए जरूरी हैं। इसके साथ हमें परमात्मा अमृत मुहैया कराता है, जिसे हम मूत्र' कहते हैं, जो हमारे शरीर से निकलता है। मूत्र में प्राकृतिक इलाज से हर प्रकार के रोगों को नियंत्रित करने की शक्ति होती है। जैसे प्रकृति ने मां के स्तन में नवजात बच्चे के पोषण के लिये दूध मुहैया कराया है, ठीक वैसे ही स्वास्थ्य को बनाये रखने एवं विभिन्न बीमारियों के उपचार के लिये प्रकृति ने मानव शरीर को मूत्र उपलब्ध कराया है।

“मूत्र चिकित्सा उपचार का अच्छा और सबसे सुरक्षित तरीका होता है क्योंकि इसके कोई साइड इफेक्ट यानी दुष्प्रभाव नहीं होते। मूत्र चिकित्सा हर प्रकार की लंबी बीमारियां जैसे कैंसर, मधुमेह, रक्तचाप, एचआईवी/एड्स, गुर्दे का फेल होना, मस्कुलर डिस्ट्रोफी, आर्थराइटिस, सोरियासिस, बालों का गिरना, दिमागी संतुलन बिगड़ना और सेरेब्रल पाल्सी, आदि।

यह प्रतिरक्षा तंत्र को मजबूत करती है, तंत्रिका विकार में सुधार लाती है, हमारे शरीर में जमा होने वाले विषैले पदार्थों को घोल कर निकालती है। यह मृत ऊतकों को पुनर्जीवित कर सकती है, महत्वपूर्ण अंगों जैसे, मस्तिष्क,

हृदय, फेफड़े, पाचक ग्रंथि, लीवर आदि की प्रतिरोधक क्षमता को पुनः बनाती है। ये हमारे शरीर में नवजीवन प्रदान करती है और लोगों के स्वास्थ्य की सामान्य रक्षा करती है।

मूत्र चिकित्सा की इस प्राकृतिक चिकित्सा से पूरी दुनिया में अधिकांश लोग भयानक रोगों से छुटकारा पा सकते हैं। यह एक ऐसा रामबाण है, जो सभी रोगों का समाधान करता है और हमारे अंदर है, वो आपके जीवन में बहुत सारी खुशियां भर सकती है। व्यक्ति का आत्म विश्वास और सकारात्मक दृष्टिकोण उनकी सभी समस्याओं का हल कर सकती है और वो अपने स्वस्थ और सुखी जीवन को बनाए रखने में सक्षम हो जाएंगे।

फिजीशियन और डॉक्टर कहते रहते हैं कि मूत्र शरीर का जहरीला मलोत्सर्ग होता है यह बात सच्चाई से कहीं परे है। मेरे अनुभव से यह सिद्ध हो चुका है कि लगभग सभी बीमारियां मूत्र चिकित्सा से नियंत्रित एवं ठीक की जा सकती हैं, उसमें जरूरी है उपयुक्त पद्धति को नियमानुसार अपनाएं।

सूर्य की रोशनी मानव जाति के लिए प्राकृतिक उपहार है। हमें जीवित रहने के लिए और शरीर और मन में स्वस्थ होने के लिए सूर्य की रोशनी की जरूरत है। सूर्योदय के समय सूर्य प्रकाश की सकारात्मक ऊर्जा शारीरिक विकास में मदद करती है। सूर्य पृथ्वी पर जीवन का सह निर्माता और निर्वाहक के रूप में माना जाता है।

विश्व भर में वैज्ञानिकसूर्य की रोशनी के बराबर किसी भी अन्य मानव निर्मित वैकल्पिक शक्ति का आविष्कार या बना नहीं सकते हैं।

मूत्र “जीवन का अमृत” एक प्राकृतिक तरल है जो स्वस्थ्य जीवन को बनाए रखने के उद्देश्य के लिए प्रकृति द्वारा उपहार दिए या गया है जो रोगों का जड़ से इलाज कर सकता है। समान या समान रूप से शक्तिशाली प्राकृतिक तरल दुनिया में मौजूद्ध नहीं है और ना ही बनाया जा सकता है और वैकल्पिक चिकित्सा के किसी भी अन्य स्रोत के माध्यम से या किसी भी अन्य वैज्ञानिक पद्धति के माध्यम से हासिल नहीं किया जा सकता है। मूत्र जीवन का पानी है जो आध्यात्मिक विकास और शारीरिक तंदुरुस्ती के लिए हमारे निर्माता द्वारा दिया गया प्राकृतिक उपहार है।

मूत्र "चिकित्सा शक्ति है जो तुम्हारे भीतर है"। केवल आप अपने आप को स्वस्थ्य बना सकते हैं, जब तक आप अपने आप की मदद नहीं करेंगे कोई आपकी मदद नहीं कर सकता।

मूत्र शरीर के भीतर और बाहर सभी रोगों के लिए एक वैश्विक और उत्कृष्ट उपाय है। यह जहर का मारक है और वी.आई.टी., पिट, के.ए.एफ. एफ.ए. से उत्पन्न सभी रोगों और जहर को नष्ट कर देता है और यह पाचन को सुधरता है और शरीर मजबूत हो जाता है। शरीर से अपशिष्ट उत्पादों और विषाक्त पदार्थों को हटाने के द्वारा और शरीर के रक्षात्मक तंत्र को उत्तेजक भी करते हुए यह बीमारी का इलाज करता है। यह कीड़े और अन्य जहरीली डंकों पर शानदार काम करता है। यह गर्भावस्था समस्या के सभी प्रकार, अत्यधिक मासिक धर्म, और गर्भाशय में ट्यूमर के लिए काम करता है। यह आंखों की कई बीमारियों, आंतों के कीड़े, स्कार्लेट ज्वर और सभी त्वचा रोगों को नष्ट कर देता है।

मूत्र स्वस्थय जीवन को बनाए रखने के उद्देश्य के लिए प्रकृति द्वारा उपहार में दिया गया है। यह रोगों के सभी प्रकार की चिकित्सा और अच्छे स्वास्थ्य को बनाए रखने की एक पूरी तरह से औषधि रहित प्रणाली है। यह रक्त को शुद्ध करता है और जीवन को नई अवधि देता है। मूत्र आवश्यक यौगिकों, विटामिन, हार्मोन और सभी बहुमूल्य खनिजों, लवण और रासायनिक यौगिकों जो मानव शरीर के विकास और रखरखाव के लिए बहुत आवश्यक हैं शामिल करता है। मूत्र शक्ति का वाष्पशील लवण एसिड को पूरी तरह से अवशोषित करता है और मानव शरीर में अधिकतम बीमारी को एकदम जड़ से नष्ट कर देता है।

मूत्र का स्वाद और रंग निर्भर करता है, कि हम क्या पीते और खाते हैं। व्यक्तियों को इससे जुड़े कलंक पर काबू पाना होगा और उचित विधि, तकनीक, आवश्यक आहार और उपचार के तरीके को समझना होगा। जब हम शुद्ध पानी से हमारे वाहिकाओं या गंदे कपड़ों को धोते हैं, पानी गंदा हो जाता है जिसे नाली में फेंका जाता है।

इसी तरह अगर हम हमारे भोजन में तेल, नमक, और मिर्च शामिल करते हैं तो हम पीले रंग का मूत्र प्रसाधन करते हैं और यह गंध से युक्त होता

है जिसे फेंका जाता है। लेकिन अगर हम इससे बचे और हमारे भोजन में तेल, नमक, और मिर्च शामिल ना करें और संतुलित हल्का आहार लें, पानी और जूस कॉफी पियें तो हम शुद्ध पानी की तरह बेरंग मूत्र प्रसाधित करेंगे जो एकाधिक विटामिन से युक्त होता है।

मूत्र रक्त का पनिहला हिस्सा होता है। चूंकि मूत्र खून से आता है, इसलिये यह किसी के भी स्वास्थ्य को बेहतर बनाता है, जो एक दूसरे का मूत्र पीते हैं बशर्ते वे उचित आहार लेने के बाद विसर्जित किया जाये। जिस व्यक्ति को अपना मूत्र इकट्ठा करने में कठिनाई हो या वो असमर्थ हो, उसे एक स्वस्थ व्यक्ति का मूत्र पिलाया जा सकता है या मला जा सकता है। एक व्यक्ति किसी अन्य स्वस्थ व्यक्ति का मूत्र पी सकता है, क्योंकी इसके बराबर कोई अन्य उपाय नहीं है। यह चिकित्सा शक्ति है जो अद्भुत है और एक व्यक्ति आध्यात्मिक तरह से इसे समझता है, जिसका व्यक्तिगत रूप से ही अनुभव किया जाता है।

माँ अपना सफेद रंग का मूत्र (पानी की तरह रंग हीन) इकट्ठा कर सकती है और अपने बच्चे को यह अपने शरीर से निकालने के तुरंत बाद पीने के लिए दे सकती बशर्ते जब शुद्ध आहार खाएं।

इस विधि को अपनाया जा सकता है और मूत्र बच्चों और अन्य लोगों को दिया जा सकता है, जो सेरेब्रल पाल्सी और मानसिक विकार जैसी बिमारी से जन्म से प्रभावित हैं। मूत्र अन्य व्यक्तियों को भी दिया जा सकता है जिनका इलाज चल रहा है और वे अपना मूत्र पीने में असमर्थ हैं और जो किसी भी तरह के जीर्ण रोग से पीड़ित हैं या जिनका टर्मिनला और अंतिम चरण के साथ का निदान किया गया हो।

- मूत्र बहुत प्रभावी चिकित्सा साधन और शक्तिशाली प्राकृतिक उपचार है।
- इसमें सभी प्रकार के पुराने रोगों का इलाज करने की प्राकृतिक शक्ति है।
- प्रतिरक्षा प्रणाली को बढ़ा सकता है, तंत्रिका विकार में सुधार कर सकता है, और हमारे शरीर में विषाक्त पदार्थों को घोल कर हटा सकता है। अग्न्याशय, लीवर और आंत आदि महत्वपूर्ण अंगों की प्रतिरोध शक्ति का पुन:निर्माण कर सकता है।

- यह मृत मांसपेशियों को पुन:जीवित कर सकता है; हृदय, मस्तिष्क, फेफड़े, पैंक्रियास, गुर्दा और आंतों आदि जैसे महत्वपूर्ण अंगों में प्रतिरक्षण शक्ति को विकसित करता है।
- यह हमारे शरीर को फिर से जवान बना देता है और लोगों के सामान्य स्वास्थ्य को सुरक्षित करता है।
- यह पुराने रोगों के सभी प्रकार के उपचार की एक पूरी तरह से औषधि रहित प्रभावी प्रणाली है।
- उपचार का सबसे सुरक्षित तरीका है, जिसके कोई साइड इफेक्ट नहीं हैं।
- यह अधिक शक्तिशाली है और कीमोथेरेपी और विकिरण की तुलना में इसके और अधिक लाभ हैं।
- यह अन्य सक्रिय स्वस्थ कोशिकाओं को नष्ट करे बिना कैंसर की कोशिकाओं को मार सकता है।
- यह कीमोथेरेपी के दुष्प्रभावों को कम भी कर सकता है।
- जीर्ण रोग से पीड़ितों को जीवन की एक नयी अवधि दे सकता है।
- यह उपचार के सकारात्मक तरीकों में से एक है और यह वैकल्पिक चिकित्सा की तुलना में एक छोटी अवधि में सभी बीमारियों का नियंत्रण और इलाज कर लेता है।

मूत्र चिकित्सा कैंसर का नियंत्रण और इलाज कर सकती है। यह अधिक प्रभावी है और विकिरण और कीमोथेरपी की तुलना में इसके और अधिक लाभ हैं। यह कैंसर कोशिकाओं के विकास को नष्ट कर सकती है और उन्हें शरीर के अन्य भागों में फैलने से रोक सकती है।

यह किसी भी दुष्प्रभाव के बिना कैंसर कोशिका में जहरीला पदार्थ मार सकती है। यह रक्त आधान के लिए प्रभावी स्वाभाविक विकल्प भी है।

उन व्यक्तियों को, जो जीर्ण रोग से पीड़ित हैं मूत्र पीने, पेशाब के साथ शरीर की मालिश, शरीर पर मूत्र से गीले पैक रखने, पानी, रस पीने और संतुलित हल्के आहार को बनाए रखने के द्वारा मूत्र चिकित्सा अपनानी चाहिए।

व्यक्ति जो मूत्र चिकत्सा को अपनाते हैं वे 3 दिन तक "केवल मूत्र पीकर रह सकते हैं" यानी उपचार के दौरान केवल पानी और मूत्र पीना। बेहतर

और जल्दी परिणाम पाने के लिये मूत्र पर रहने की प्रक्रिया को 7 दिन बाद पुन: दोहराया जा सकता है।

सर्जरी, विकिरण चिकित्सा और रसायन के साथ कैंसर का पारंपरिक रूप से इलाज किया जाता है। लेकिन आंकड़े बताते हैं कि यह उपचार कैंसर के इलाज के लिए अपनी प्रभावशीलता में सीमित रहते हैं और साइड इफेक्टस से भरे होते हैं।

कीमोथेरेपी के संभावित लाभ होते हैं जो शरीर के अन्य भागों में फैली कुछ कैंसर की कोशिकाओंको को कम कर सकते हैं या मार सकते हैं। यह शरीर में ट्यूमर सिकोड़ने में भी कुछ हद तक मदद करती है।

कीमोथेरेपी के कुछ साइड इफेक्ट हैं क्योंकि यह कैंसर कोशिकाओं के साथ साथ स्वस्थ कोशिकाओं को मारती और नष्ट कर देती है। बालों के झड़ने, उल्टी, पेट में दर्द, संक्रमण, नसों और मांसपेशियों में दर्द, सफेद रक्त कोशिकाओं और शरीर में लाल रक्त कोशिकाओं की कमी के परिणामस्वरूप उपचार के साइड इफेक्ट के कारण कई विभिन्न जटिलताएं उत्पन्न होती हैं। मूत्र चिकित्सा के कोई साइड इफेक्ट नहीं हैं।

मूत्र चिकित्सा के कोई साइड इफेक्ट नहीं होते हैं। एक छोटी अवधि में अधिक लाभ और सकारात्मक परिणाम प्राप्त करने के लिए यह उन व्यक्तियों द्वारा अपनायी जा सकती है, जो सर्जरी और कीमोथेरेपी करवा रहे हैं।

जो लोग पहले से ही सर्जरी और कीमोथेरेपी करवा चुके हैं, वे छोटी अवधि में अधिक लाभ और सकारात्मक परिणाम प्राप्त करने के लिए मूत्र चिकित्सा को अपना सकते हैं। वे डॉक्टरों द्वारा कीमोथेरेपी कराने की सलाह के साथ-साथ एक ही समय में मूत्र चिकित्सा जारी रख सकते हैं।

इससे ठीक होने में मदद मिल सकती है। यह उनकी प्रतिरक्षा प्रणाली सुधारेगी, स्वस्थ रक्त कोशिका का निर्माण करेगी और उनकी प्रतिरोध की शक्ति में वृद्धि करेगी। "मूत्र चिकित्सा" उनके जीवन को एक नयी अवधि दे सकती है और उनके सभी प्रकार के कष्टों को दूर कर सकती है।

वे व्यक्ति, जो कीमोथेरेपी करवा रहे हैं, अस्पताल में इलाज के दौरान किसी अन्य स्वस्थ व्यक्ति का मूत्र पी सकते हैं। इससे उन्हें कीमोथेरेपी

के दुष्प्रभाव की वजह से होने वाली विभिन्न जटिलताओं को कम करने में मदद मिलेगी।

वे कीमोथेरेपी के 24/36 घंटे बाद अपना मूत्र भी पी सकते हैं बशर्ते वे खूब पानी पीते रहें। वे अपने स्वयं का मूत्र पी सकते हैं, जब भी वे पायें कि उनका मूत्र रंगहीन है और उसमें कोई भी गंध नहीं है।

डॉक्टर और कैंसर रोग विशेषज्ञ उन रोगियों को, जिनका कैंसर के विकसित और चौथे चरण के साथ निदान किया गया है, कीमोथेरेपी या किसी भी अन्य उपचार की सलाह नहीं देते। उन्हें लगता है कि उनके जीवित रहने की संभावना बहुत कम है, और मरीज कीमोथेरेपी के दुष्प्रभाव का सामना करने में सक्षम नहीं होगा। डॉक्टर उनके जीने की उम्मीदें छोड़ देते हैं और उन्हें रोग के लक्षण कम करने वाली दवा लिख देते हैं।

रोग के लक्षण कम करने वाली कीमोथेरेपी और दवा कुछ हद तक दर्द को कम करने में और जब तक वे जीवित रह सकते हैं उन्हें मुश्किल हालात में मदद करती है। यह किसी भी बीमारी का इलाज नहीं होता।

पैलिएटिव कीमोथैरेपी और पेलिएटिव दवाएं दर्द को कुछ हद तक कम कर सकती हैं और जब तक जीवित हैं, तब तक कठिन परिस्थितियों में मदद कर सकती हैं। ये किसी भी बीमारी को ठीक नहीं कर सकती।

मूत्र चिकित्सा उन व्यक्तियों द्वारा अपनायी जा सकती है, जिनका कैंसर चौथे स्टेज पर पहुंच गया हो, जिनमें किसी भी अन्य दवा की प्रतिक्रिया नहीं होती है। जब मूत्र चिकित्सा एक उचित विधि में अपनायी जाती है, तो इसके प्रभाव और लाभ एक छोटी सी अवधि में प्रतिक्रिया शुरू कर देते हैं। यह कैंसर कोशिकाओं को मार सकती है और उन्हें शरीर के अन्य भागों में फैलाने से रोकती है और उन्हें उनसे होने वाले कष्टों से राहत दिलाती है।

मूत्र चिकित्सा रोग के लक्षण कम करने वाले इंजेक्शनों के साइड इफेक्ट को और कम कर सकती है, जो कैंसर रोगी को आखिरी चरण में दिया जाता है।

- रोग के लक्षण कम करने वाली कीमोथेरेपी शक्तिशाली या एक मजबूत इंजेक्शन नहीं है। इसके लाभ और साइड इफेक्ट सीमित हैं। यह कैंसर

का इलाज नहीं है। यह सौम्य/हल्के इंजेक्शन हैं, कैंसर की कोशिकाओं को सिकोड़ने में कुछ लाभ पहुंचाते हैं और यह मूत्र चिकित्सा के साथ दिए जाने पर कैंसर का इलाज करने में मददगार और सहायक तरीका बन सकते हैं।

- डॉक्टर उन रोगियों के जीवित रहने की उम्मीद छोड़ देते हैं, जो रोग के लक्षण कम करने वाले उपचार पर होते हैं। वे उन्हें रोग के लक्षण कम करने वाली चिकित्सा की सलाह सिर्फ अपने दर्द को कम करने और मुश्किल स्थिति पर काबू पाने के लिए देते हैं। व्यक्ति जो रोग के लक्षण कम करने वाला उपचार/दवा ले रहे हैं वे भी मूत्र चिकित्सा को अपना सकते हैं। यह अपने दर्द और दुख को राहत देने के लिए और उनके जीवन की अवधि में वृद्धि कर सकते हैं।

- डॉक्टरों को इस तथ्य पर विश्वास करना चाहिए कि "मूत्र प्राकृतिक दैवीय उपचारात्मक शक्ति है" और इसमें केवल एक प्राकृतिक उपाय है जो रोगों के विभिन्न प्रकार का इलाज कर सकता है। रोगियों के प्रशंसापत्र और चिकित्सा परीक्षण रिपोर्ट के प्रमाणों ने इस तथ्य को साबित कर दिया है।

- डॉक्टर इलाज के दौरान खुद की विधि को अपना सकते हैं, लेकिन उसके साथ-साथ जब तक रोगियों का इलाज चल रहा हो और उन्हें उनके कष्टों से मुक्त नहीं मिल जाए उन्हें प्राकृतिक उपचार की विधि के लिए किसी भी प्रकार की रोक नहीं लगानी चाहिए।

- डॉक्टरों को पुरानी बीमारी से पीड़ित रोगियों को मूत्र चिकित्सा अपनाने की सिफारिश और सलाह देनी चाहिए। यह लाखों लोगों के जीवन को बचा सकता है और उन्हें उनके कष्टों से मुक्त कर सकता है। यह उनके जीवन को नई अवधि दे सकता है।

कई मामलों में, अगर मूत्र चिकित्सा प्रारंभिक चरण में अपनायी जाए तो रोगी सर्जरी और कीमोथेरेपी से बच सकते हैं बशर्ते वे उचित तरह से उपचार की विधि का पालन करें।

मूत्र सर्वव्यापक औषधि है

विभिन्न रोगों को ठीक करने के लिये बाजार में हजारों दवाएं उपलब्ध हैं। प्रत्येक दवा का शरीर के अंगों और उनके विभिन्न तंत्रों पर अलग प्रभाव होता है। पेट की दवा को आँख में नहीं डाली जा सकती है। आँख की दवा को कान के लिये प्रयोग नहीं कर सकते हैं और कान की दवा, मुँह के लिये उपयुक्त नहीं हो सकती है।

लेकिन मूत्र मनुष्य शरीर में बनने वाली एकमात्र दवा है जो लगभग प्रत्येक प्रकार के रोग के उपचार और रोकथाम के साथ-साथ सर्वव्यापक इलाज मुहैया कराता है, चाहे इसका कोई भी नाम हो, कारण हो या इसकी अवस्था हो। इसको रोगों के निदान के लिये कोई चिकित्सक की आवश्यकता नहीं होती है। ईश्वर ने हमारे जन्म से ही ऐसा बहुमूल्य उपहार दिया है जो रोगों के उपचार में सक्षम है, आधुनिक स्वास्थ्य विज्ञान के अनुसार चाहे वह गंभीर या तीव्र हो।

"मूत्र चिकित्सा" कैंसर से होने वाली मृत्यु को कम कर सकती है यह कैंसर के मरीजों के जीवित रहने के अवसरों को बढ़ा सकती है

मूत्र चिकित्सा को कैंसर के उन मरीजों द्वारा ग्रहण किया जाता है जो चिकित्सालयों में चिकित्सीय उपचार और कीमोथेरेपी से गुजर रहे होते हैं। यह मरीज की सहनशील क्षमता को बढ़ाती है और उन्हें कीमोथेरेपी और अन्य दवाओं के दुष्प्रभाव को महसूस नहीं होने देती है। वे अन्य मरीज जो मूत्र चिकित्सा को ग्रहण नहीं करते हैं, की तुलना में बहुत जल्दी स्वस्थ होते हैं।

- यह अवसान मरीजों के कष्टों को कम करता है जो बाकी के जीवन उपशामक उपचार पर होते हैं।
- यह कैंसर से लड़ने के लिहाज से उत्तम सहायक तंत्र हो सकती है।
- यह कैंसर मरीजों के जीवित रहने के अवसरों को बढ़ा सकती है।
- कई मामलों में, मरीज सर्जरी और कीमोथेरेपी को टाल सकता है। यह कैंसर के द्वारा होने वाली मृत्यु को कम कर सकती है।
- यह प्रतिरक्षा तंत्र को बढावा दे सकती है, तंत्रिका विकार को सुधारती है, हमारे शरीर में संग्रहित विषाक्त को घोलती और निकालती है।
- यह मृत उत्तकों को फिर से जीवित कर सकती है, जीवन जीने के लिये आवश्यक अंग जैसे मस्तिष्क, हृदय, फेफड़े, अग्न्याशय, यकृत औए आंत आदि की प्रतिरोधक शक्ति को पुनर्निर्मित कर सकती है।
- यह हमारे शरीर का कायाकल्प करती है और मनुष्य के सामान्य स्वास्थ्य की रक्षा करती है।
- यह पूर्णत: सभी प्रकार के गंभीर रोगों के चिकित्सा का दवारहित प्रभावी तंत्र है।

- यह उपचार की सबसे सुरक्षित पद्धति है जिसके कोई दुष्प्रभाव नहीं होते हैं।
- यह अधिक प्रभावशाली चिकित्सा साधन और अधिक शक्तिशाली प्राकृतिक उपचार है।
- यह अत्यधिक प्रभावशाली है और इसके कीमोथेरेपी और रेडियेशन से अधिक लाभ है।

यह उपचार का एक सकारात्मक साधन है और यह अन्य सभी पद्धति और वैकल्पिक उपचारों की तुलना में सभी रोगों के नियंत्रण व उनके इलाज में कम समय लेता है।

मूत्र चिकित्सा सभी प्रकार के रोगों को दूर रखने की एक उत्तम रोकथाम पद्धति है। यह सभी प्रकार के गंभीर रोगों को नियंत्रित और ठीक कर सकती है। मनुष्य बिना किसी रोग के मूत्र चिकित्सा को ग्रहण कर सकता है। वे शक्तिशाली महसूस करते हैं और पूरा जीवन स्वस्थ रहते हैं।

मूत्र चिकित्सा ना सिर्फ आपको सुंदर और युवा बनाती है, बल्कि यह आपके व्यक्तित्व को भी प्रभावित करती है। यह आपको प्रसन्न रखती है। आप में से कई को आश्चर्य होगा कि यहाँ इस विश्व में वास्तव में कोई इतनी अद्भुत चीज है। यहाँ यह कहावत अच्छे से जानी जाती है- "हाथ कंगन को आरसी क्या"। इसको पीये और अपने आप ज्ञात करें।

यह अनुमान है कि दुनिया में 8,000 से अधिक रोग हैं। वहाँ चिकित्सा, उपचार की वैकल्पिक और समग्र विधि की विभिन्न संख्या हैं। उपचार के लिए प्रदान की गई कुछ दवाओं का बीमारी का इलाज करने के लिए सीमित प्रभाव है। और कुछ दवाओं के साइड इफेक्ट हैं।

विभिन्न बीमारियों के उपचार

मधुमेह

अनुमान है कि 5.8 करोड़ लोगों से ऊपर भारत में मधुमेह रोगी हैं। मधुमेह दुनिया में लगभग हर जगह आम है। यह कई पुराने रोगों की जड़ माना जाता है। मधुमेह का इलाज, रोकने और नियंत्रण के लिए मूत्र चिकित्सा उपचार की सबसे सुरक्षित और आसान विधि है। यह हृदय रोग, उच्च रक्तचाप और मधुमेह रेटिनोपैथी को शामिल करते हुए मधुमेह से उत्पन्न होने वाली अन्य सभी जटिलताओं को सुरक्षित करता है।

मधुमेह एक साधारण हॉर्मोनल समस्या है यदि इसका इलाज ना किया जाये तो गंभीर स्वास्थ्य जटिलतायें जैसे हृदय रोग, अन्धापन, गुर्दा विफलता और निचले अंग विच्छेदन हो सकते हैं।

"मूत्र चिकित्सा" मधुमेह को नियंत्रित और ठीक कर सकती है और कई मामलों में, इंसुलिन/मुख गोलियों को लम्बे समय तक ग्रहण आवश्यक नहीं है। यह इंसुलिन/मुख गोलियाँ के ग्रहण को बहुत बड़ी मात्रा में कम करने में भी सहायता करती है। यह अनियंत्रित मधुमेह के द्वारा उत्पन्न होने वाले जटिलता को रोक सकती है और स्वस्थ जीवन के साथ जीने में सहायता करती है।

"मधुमेह" का नियंत्रण और इलाज के लिये उपचार की पद्धति

मूत्र चिकित्सा को उचित तरीके से करने से मधुमेह को नियंत्रित/ठीक किया जा सकता है। प्रारंभ में, उपचार के साथ-साथ आप जो गोलियाँ/इंजेक्शन (डायबीटीज के लिये) ले रहे है लेनी पड़ेगी, लेकिन आपको शर्करा का स्तर देखना पड़ेगा और धीरे-धीरे गोलियों/ इंजेक्शन को कम करना होगा। आपको 10 से 15 दिनों में फायदा महसूस होने लगेगा।

जिस व्यक्ति को मधुमेह है, उसे रोजाना अपनी शर्करा का स्तर देखना चाहिये और बिना कुछ खाये शर्करा की जाँच का स्तर 80 mg/dl या इससे कम हो जाता है, उन्हें अपनी गोलियाँ कम कर देनी चाहिये। यदि वे 2 गोली ले रहे हैं, उनको प्रत्येक बार इससे ½ गोली (अर्थात 25% तक) कम कर देनी चाहिये। उसी प्रकार से, यदि वे इंजेक्शन ले रहे हैं, उन्हें उसे प्रत्येक बार 25% तक कम कर देना चाहिये। वे अपनी रक्त शर्करा को ऊपर दिये गये साधारण विधि से उपचार और नियंत्रित कर सकते हैं और अपनी नियमित गतिविधियाँ बनाये रख सकते हैं। व्यक्ति दिन- प्रति- दिन अपनी रक्त शर्करा के स्तर को सुधरते हुए देख और महसूस कर सकते हैं और वे अपनी जाँच की रिपोर्ट देखने के बाद धीरे-धीरे अपनी गोलियाँ या इंजेक्शन को कम कर सकते हैं। क्षतिग्रस्त अग्न्याशय फिर से जीवित हो जाते हैं और कार्य पद्धति शुरु कर देते हैं। मूत्र पीने, शरीर पर मूत्र से मालिश करने और मूत्र के गीले पैकेट को रखने के साथ संतुलित और हल्का आहार बनाये रखना बहुत महत्वपूर्ण और आवश्यक है। गंभीर रोग से ग्रसित मरीजों को अधिकतम लाभ प्राप्त करने के लिये इस पद्धति को ग्रहण करना चाहिये।

यदि एक व्यक्ति रोजाना 500 मिलीलीटर या 1 लीटर पवित्र द्रव "शिवाम्बू" (स्वत: मूत्र) को पीता है, अनियंत्रित डायबीटीज नियंत्रित हो जायेगी और उसका/उसकी रोजाना इंसुलिन/गोलियाँ लेना कम हो जायेगा। यह अनियंत्रित मधुमेह द्‌वारा उत्पन्न होने वाले जटिलता को रोक सकती है और स्वस्थ जीवन के साथ जीने में सहायता करती है। यह पूर्णत: सभी प्रकार के गंभीर रोगों के चिकित्सा का प्रभावी तंत्र है और अच्छा स्वास्थ्य बनाये रखती है। प्रतिदिन ½ लीटर से 1 लीटर मूत्र पीने से व्यक्ति स्वस्थ रहता है।

गुर्दा समस्या

गुर्दे की समस्या और अपोहन के लिये जाने वाले व्यक्ति भी मूत्र चिकित्सा से लाभ प्राप्त कर सकते हैं। वे चिकित्सक के द्‌वारा दी गई सलाह पर अपोहन जारी रख सकते हैं। वे इसके साथ मूत्र चिकित्सा भी ग्रहण कर सकते हैं और धीरे-धीरे वे अपने स्वास्थ्य में सुधार शुरु कर देगें।

कुछ मामलों में, व्यक्ति ज्यादा पानी पीने में और पीने के लिये पर्याप्त मूत्र निकालने में सक्षम नहीं है तो वह लाभ प्राप्त करने के लिये किसी अन्य स्वस्थ व्यक्ति का मूत्र पी सकता हैं। वह एक दिन में 1 लीटर मूत्र एक समय पर थोड़ी थोड़ी मात्रा में लेकर पी सकता है। उन्हें अपने शरीर को मूत्र के साथ मालिश करनी चाहिये और अपने पेट पर मूत्र के गीले पैकेट रखने चाहिये।

व्यक्ति जो अपोहन पर होता है या जिसके रक्त में अधिक पोटैशियम होता है, उसको सब्जियान काट कर और अधिक पोटैशियम हटाने के लिये उसे पानी में 4 से 6 घंटे के लिये भिगोना चाहिये और तब प्रयोग करनी चाहिये जो रक्त में अधिक पोटैशियम को नियंत्रित करता है।

मूत्र पीने के बाद यदि व्यक्ति मालिश के लिये पर्याप्त मूत्र इकट्ठा करने और मूत्र के गीले पैकेट रखने में सक्षम नहीं है, तो वे हल्का आहार और जूस ले रहे किसी अन्य व्यक्ति का मूत्र ले सकते हैं और इसे प्रयोग कर सकते हैं। शरीर के भागों पर सूजन वाले व्यक्ति को प्रारंभ में कुछ दिनों के लिये सुबह में एक गोली 'लैसिक्स' की ले सकते हैं और सूजन बैठ जायेगी। व्यक्ति को गाय का मूत्र भी इकट्ठा करना चाहिये और इसको बाहरी मालिश के लिए प्रयोग कर सकते हैं। वे सुबह गाय के मूत्र की छोटी मात्रा भी पी सकते हैं।

एच.आई.वी/एड्स

विश्व में लगभग 2.5 मिलियन व्यक्ति एच.आई.वी/एड्स के साथ जी रहे हैं। एच.आई.वी/एड्स एक रोग है जहाँ व्यक्ति धीरे-धीरे प्रतिरक्षा तंत्र की कमी को अधिग्रहण करता है और संक्रमित रोग किसी दवा को प्रतिक्रिया नहीं देता है। एच.आई.वी संक्रमण T कोशिकाओं की CD-4 की संख्या में प्रगतिशील कमी की ओर ले जाता है। एच.आई.वी की CD-4 की संख्या में कमी के कारण, मरीज का प्रतिरक्षा तंत्र कमजोर होने लगता है। मरीज का स्वास्थ्य दिन प्रतिदिन बिगड़ने लगता है और वे विभिन्न समस्याओं से पीड़ित रहने लगते हैं।

चिकित्सकों ने उन्हें कुछ दवायें और एंटीरेट्रोवायरल चिकित्सा "ART" लेने की सलाह दी जो उन्हें प्रतिरक्षा तंत्र बिगड़ने में देरी के लिये दी जाती

है। तथापि इनके कष्ट गंभीर होते हैं क्योंकि आज तक चिकित्सा विज्ञान के अनुसार इसका कोई इलाज नहीं है।

मूत्र चिकित्सा एंटीरेट्रोवायरल चिकित्सा "ART" से अधिक शक्तिशाली है। यह एच.आई.वी/एड्स मरीजों के स्वास्थ्य को बिगड़ने से रोक सकती है और उनकी ऊर्जा शक्ति को सुधार सकती है। यह एच.आई.वी/एड्स का नियंत्रण और उपचार कर सकती है और इन्हें सभी अन्य प्रमुख समस्याओं से राहत दे सकती है। यह प्रतिरक्षा तंत्र को मजबूती दे सकती है और उनकी CD 4 की संख्या को बढ़ाती है। कुछ लोग की CD 4 की संख्या कम से कम 50 होती है वह भी अपनी CD 4 की संख्या को 800 और उससे ऊपर बढ़ा सकते हैं।

- मूत्र चिकित्सा प्रतिरक्षा तंत्र को बढावा दे सकता है और CD 4 की संख्या को बढ़ा सकती है।
- यह वायरल संक्रमण को कम कर सकता है और व्यक्ति को सभी प्रमुख समस्याओं से राहत दे सकती है।
- यह पूर्णत: सभी प्रकार के गंभीर रोगों के चिकित्सा का दवारहित प्रभावी तंत्र है।
- यह हमारे शरीर का कायाकल्प करती है और मनुष्य की सामान्य स्वास्थ्य की रक्षा करती है।
- यह हमारे शरीर में संग्रहित विषाक्त को घोलती और निकालती है।
- यह उपचार की सबसे सुरक्षित पद्धति है जिसके कोई दुष्प्रभाव नहीं होते हैं।
- यह प्रतिरक्षा तंत्र को बढ़ावा दे सकती है, तंत्रिका विकार को सुधारती है, हमारे शरीर में संग्रहित विषाक्त को घोलती और निकालती है।
- यह मृत उत्तकों को फिर से जीवित कर सकती है, जीवन जीने के लिये आवश्यक अंग जैसे मस्तिष्क, ह्रदय, फेफड़े, अग्न्याश, यकृत औए आंत आदि की प्रतिरोधक शक्ति को पुन:निर्मित कर सकती है।
- ज्यादातर एच.आई.वी/एड्स मरीजों को एंटीरेट्रोवायरल चिकित्सा (ART) की आवश्यकता नहीं हो सकती है।

बालों के टूटने के लिये

अपने सिर पर मूत्र के साथ मालिश करें,

एक दिन पुराने मूत्र में डूबे कपड़े को अपने सिर पर रखें,

अपने सिर को ढ़कने के लिये एक प्लास्टिक की टोपी पहनें।

इसको एक अन्य कपड़े से ढ़के और इसको दिन में या पूरी रात के दौरान या सुबह तक 2 घंटे के लिये अपने सिर पर रखें।

इसके अलावा आपको जैसे बताया गया हो आपको अपने मूत्र को पीना चाहिये।

सेरेब्रल पाल्सी

सेरेबरल पॉल्सी, मानसिक मंदता-विकलांगता जन्म से मस्तिष्क क्षति के कारण मस्तिष्क में निष्काम एवं ऐठन होती है, जो पक्षाघात का कारण है और उसके परिणाम स्वरूप न्यूरॉन-मस्कुलर स्कोलिओसिस (रीढ़ की हड्डी में झुकाव) होता है। इसमें हाथ-पैर मुड़ जाते हैं और घूम नहीं पाते या बिना सहारे के नियंत्रित नहीं होते। वे सुन रहते हैं, देख व खड़े नहीं हो पाते।

मूत्र चिकित्सा में सेरेब्रल पालसी सहित हर प्रकार की बीमारियों को पैदा होते ही नियंत्रित एवं उसका इलाज करने की शक्ति होती है। बच्चे जो, जन्म से ही सेरेब्रल पाल्सी से प्रभावित होते हैं वो चलाने और बैठने, खड़े होने, बोलने और सुनने में

असमर्थ होते हैं वो बैठने, खड़े होन व चलने लगते हैं। वे बोलने, सुनने, ध्वनि पर प्रतिक्रिया देने व व्यक्तियों की पहचान करने में सक्षम हो जाते हैं। यह स्मृति, बुद्धिमता औरमस्तिष्क के विकास को बढ़ावा दे सकती है और शरीर की भौतिक विकृति में सुधार करती है। मुड़े हुए हाथ और पैर सीधे हो जाते हैं और उनके शरीर में मांसपेशियां विकसित हो जाती हैं।

आँखों की समस्या/मोतियाबिन्द आँखों के लिये

ताजे मूत्र की बूँदों को आँखों में डालें और इसे दिन में 4 बार दोहरायें। आँख के गड्ढ़ों में भरें ताजे मूत्र में आँखों को भीगने दें और 10 मिनट के लिये इसे झपकायें और इसे दिन में 4 बार दोहरायें। आँखों पर मूत्र के गीले पैकेट को 10 मिनट के लिये रखें। इसको 4 बार दोहरायें।

एक्जिमा

जहाँ आपके एक्जिमा हो वहाँ मालिश ना करें। मूत्र को सिर्फ उस भाग पर लगायें और सूखने के लिये छोड़ दें। एक बार जब यह सूख जाये तो मूत्र को एक बार फिर लगायें और सूखायें। आप ये कई बार दोहरा सकते हैं। इसके अलावा आप मूत्र के गीले पैकेट को उस भाग पर रख सकते हैं और इसे सुबह हटा दें।

मुँह/गालों का कैंसर

मुँह/गालों के कैंसर को मूत्र चिकित्सा के साथ ठीक किया जा सकता है।

अपने मुँह में ताजे मूत्र को 10 मिनिट के लिये रोके, अपने मुँह में मूत्र को घुमा कर गरारा करें और इसको बाहर निकाल दें।

इसको दिन में 6 बार दोहरायें। मूत्र के गीले पैकेट को मुँह/ गालों के दोनों तरफ रखें।

इस प्रक्रिया को मुंह की किसी भी प्रकार की समस्या, जैसे दातों में दर्द, मसूड़ों की समस्या या मुंह के छालों, आदि में अपनाया जा सकता है। मूत्र को पीना और अपने शरीर पर मालिश करना भी बहुत आवश्यक है।

बांझपन

कुछ आवश्यक बातें:

अपने साथी का मूत्र पीना यौन उत्तेजक होता है।

पति और पत्नी को एक दूसरे का मूत्र पीना चाहिये।

उन्हें एक दूसरे के मूत्र से अपने शरीर की मालिश करनी चाहिये।

यह पत्नी के शरीर से हॉर्मोन का स्थानांतरण करता है और पति के शुक्राणु को प्रबल बनाता है।

उच्चतर शुक्राणु के अलावा यह यौन क्षमता बढ़ाती है और इसको गर्भ धारण करने में मुमकिन करता है।

बच्चे पैदा करने की दहक महात्वाकांक्षा वाली कुछ महिलायें कुछ अदृष्ट कारणों के लिये बांझपन या पति के अपर्याप्त सक्रिय शुक्राणु के कारण बच्चे

का विचार करने में असक्षम होती है। अपने बच्चे के होने की महत्वकांक्षा को पूरा करने के लिये, दोनों पति और पत्नी को एक दूसरे का ताजा मूत्र पीना चाहिये। दोनों को जूसों के साथ समान संतुलित आहार लेना चाहिये और मूत्र चिकित्सा की उचित पद्धति का पालन करना चाहिये। यदि वे समान आहार लेगें, दोनों की मूत्र का स्वाद समान क्षारीय होगा।

पत्नी को पति की मूत्र पीना चाहिये और पति के मूत्र के साथ अपने शरीर की मालिश करनी चाहिये और पति को पत्नी की मूत्र पीना चाहिये और पत्नी के मूत्र के साथ अपने शरीर की मालिश करनी चाहिये। उन्हें एक दूसरे के मूत्र से अपने यौन अंगों को भी धोना चाहिये। यह साथी के शरीर से हॉर्मोन का स्थानांतरण करता है और शुक्राणु को प्रबल बनाता है और इसको गर्भ धारण करने में मुमकिन करता है।

बढ़ते हुये शुक्राणु संख्या के अलावा, यह यौन उत्तेजक क्षमता और यौन आनन्द को बढ़ाता है। इस उपचार को करते हुये वे संभोग जारी रखते हैं और तब तक कोशिश करते हैं जब तक इन में से एक शुक्राणु सफल नहीं हो जाता है। पत्नी के द्वारा अपने पति के मूत्र को प्रसव में पीना जन्म देने में सहायता करता है और वह गर्भावस्था के दौरान भी अपना मूत्र पी सकती है।

कुछ महिलायें पेट संबंधी दर्द, सफेद पानी, अत्याधिक रक्तस्त्राव और अनियमित मासिक धर्म अर्थात प्रीमेंसट्रुअल सिंड्रोम (PMS) से पीड़ित होती हैं। वे 28 दिन के मासिक चक्र के पहले ही उन्हें मासिक धर्म हो जाता है और वे विभिन्न समस्याओं से पीड़ित होती है। इनमें से कुछ गर्भाशय उच्छेदन (गर्भाशय का निष्कासन) से गुजरती हैं। मूत्र चिकित्सा शरीर की प्राकृतिक चिकित्सा प्रक्रिया से अपने हॉर्मोन को पुनर्संतुलित करने के लिये उत्तेजित करती हैं और अपने मासिक चक्र को नियमित करती हैं।

व्रत रखना केवल मूत्र पीकर रहना

व्रत रखना केवल मूत्र पीकर रहने को बहुत प्रभावी और इसको ज्यादातर रोगों के मूल कारण को खत्म करने और सभी प्रकार के गंभीर रोगों के इलाज के लिये बहुत शक्तिशाली माना गया है। केवल मूत्र पीकर रहने के दौरान व्यक्ति को पूरे दिन और रात बिना कोई आहार और जूस लिये मूत्र और पानी पीना होता है।

व्रत रखना एक दीर्घकालीन पुरानी चिकित्सा है और प्रकृति की कई प्रणाली में सुपरिचित है। मूत्र चिकित्सा पर किताब "जीवन का जल" के लेखक जे.डब्लू. आर्मस्ट्रांग स्वयं भी मूत्र चिकित्सा को कर रहे थे और बिना खाने के 45 दिन की अवधि के लिये उन्होनें उपवास किया और बीमारी से स्वयं को ठीक किया। उनके द्वारा सलाह देने पर उनके मरीज बिना उपवास के टूटे अपनी विभिन्न बीमारियों से 5 से 60 दिन तक की अवधि के लिये उपवास रखकर ठीक हो गये।

मैं लोगों को सलाह देता हूं कि जिसे घर पर ही मूत्र चिकित्सा शुरू करनी है वे बहुत आसान पद्धति में मूत्र और पानी पीने के साथ साथ हल्के आहार और जूसों के साथ ग्रहण और अभ्यास कर सकते हैं। इसका अभ्यास जन्म से मस्तिष्क पक्षाघात (सेरेब्रल पाल्सी) से पीड़ित छोटे बच्चों के साथ-साथ सभी लोग अपना सकते हैं। इस पद्धति को गंभीर बीमारी से ग्रसित मरीज भी अपना सकते हैं जहाँ चिकित्सकों ने मरीज के लिये अपनी आशा छोड़ दी हो या उन्हें चिकित्सा उपचार में रहना बहुत आवश्यक है।

ऊपर दी गई पद्धति को ग्रहण कर ज्यादातर मरीजों ने बहुत लाभ प्राप्त किये हैं और उन्हें अपनी बड़ी समस्याओं से भी आराम मिला है।

मैं यह बताना चाहूंगा कि वे लोग जिन्हे ऊपर दी गई पद्धति से लाभ मिला है वे पुन: 30 दिन के लिये और बेहतर परिणामों के लिये "केवल मूत्र

पर रहकर" इलाज जारी रख सकते हैं, ताकि बीमारी के मूल कारण नष्ट हो सकें और समस्या फिर से दोबारा ना आये।

व्यक्ति जो 30 दिन की लम्बी अवधि के लिये मूत्र उपवास करने में असमर्थ होते हैं वह छोटे समय के लिये उपवास तोड़कर निम्न सरल पद्धति का पालन कर जारी रख सकते हैं:-

वे सिर्फ 5 दिन के लिये मूत्र और पानी का उपवास कर सकते हैं और तब 10 दिनों के लिये हल्की संतुलित आहार लेते हैं। फिर 10 दिन के अंतराल के बाद वे 5 दिन के लिये उपवास क सकते हैं।

इस पद्धति से, 30 दिन का उपवास 3 माह की अवधि में पूर्ण हो सकती है। उपवास के दौरान वे कोई दवा/गोली नहीं ले सकते हैं।

यह सलाह दी जाती है कि व्यक्ति को अपना ताजा "स्वमूत्र" पीना चाहिये। एक निश्चित मामले में वे किसी अन्य स्वस्थ व्यक्ति का मूत्र भी पी सकते हैं। उपवास को मूत्र रगड़ने (मालिश) और मूत्र के पैकेट के साथ भी किया जा सकता है।

मूत्र वस्तिकर्म

जो मरीज पेट के दर्द, तीव्र कब्ज, पेट के कैंसर या पेट संबंधी किसी समस्या से ग्रसित हैं उन्हें मूत्र वस्तिकर्म दिया जा सकता है। मूत्र वस्तिकर्म बनाने के लिये 500 मिली मूत्र में 100 मिली गर्म पानी मिलायें। इसे दोपहर के वक्त 2 से 3 दिन तक लिया जा सकता है।

मूत्र इंजेक्शन

कभी कभार मूत्र चिकित्सा से लाभ प्राप्त करने के लिये मरीज को मूत्र इंजेक्शन भी दे सकते हैं।

स्वत: मूत्र इंजेक्शन देने की तकनीक अन्य ऐलोपैथिक इंजेक्शन के समान ही है। सिर्फ यह अंतर है कि स्वत: मूत्र इंजेक्शन को अपेक्षाकृत धीरे देना चाहिये।

मूत्र इंजेक्शन देने की तकनीक : ग्लूटियल भाग को चार वृत खंड में बाँटे।

ऊपरी सीमा श्रोणिफलक शिखा द्वारा चिन्हित है।

निचली सीमा ग्लूटियल परत द्वारा चिन्हित है।

पार्श्व सीमा अग्रिम बेहतर श्रोणिफलक रीढ़ द्वारा चिन्हित है।

मध्यवर्ती सीमा मध्य रेखा से चिन्हित है।

अंतर्पेशीय इंजेक्शन को ऊपरी और बाहरी वृत खंड पर दिया जाता है।

न्यूनतम खुराक 2 cc है और अधिकतम खुराक 5 cc है।

प्रारंभिक खुराक 2 cc होनी चाहिये। बाद में यह धीरे धीरे बढ़ा दी जाती है।

यहाँ इंजेक्शन समय अन्य ऐलोपैथिक इंजेक्शन की तरह थोड़ी पीड़ा होती है।

जल्दी ना करें। स्वमूत्र इंजेक्शन चिकित्सीय कानूनी मुद्दे उठा सकते हैं।

अत: यह योग्यताप्राप्त चिकित्सक स्टाफ (चिकित्सक या नर्स) द्वारा दिया जाना चाहिये जो स्वमूत्र चिकित्सा के लिये सकारात्मक हो।

नोट:- जब इंजेक्शन दिया गया हो तो उसी समय एक कीटाणु रहित बर्तन में मरीज से 2 cc ताजा स्व मूत्र को इकट्ठा करना चाहिये।

मूत्र इंजेक्शन को 10 दिन की अवधि के लिये दिन में एक बार दिया जा सकता है।

मूत्र इंजेक्शन देने की तकनीक अधिक जानकारी के लिये संपर्क विवरण:-
डॉ प्रताप राव बी देशमुख,
मोबाईल: 08805993619
ई मेल: dr.prataprao@gmail.com

मूत्र चिकित्सा

मूत्र चिकित्सा कोई नई नहीं है, बल्कि यह युगों से सिद्ध पूरी तरह से औषधि रहित प्रणाली की एक विधि है, जो बहुत से रोगों का उपचार तथा उसका संसाधन करती है, जो की निरंतर पीढ़ी दर पीढ़ी से चले आ रहे हैं। हर सभ्यता के लोगों में मूत्र का अमृत की तरह गुण जाना जाता है। यहाँ मूत्र के कई संदर्भ जैसे दिव्य स्वास्थ्य को प्रदान करना और अति सामान्य शक्तियां "योगिक और तांत्रिक" किताबों में हैं।

मूत्र में रासायनिक यौगिक होते हैं, जो मानव शरीर के स्वास्थ्य के विकास को बनाए रखने के लिए अत्यंत आवश्यक होते हैं। वास्तव में यह दुनिया में उपलब्ध होने वाला सबसे अच्छा प्राकृतिक शक्तिवर्धक पेय है। मूत्र में कुछ अस्थिर लवण होते हैं, जो बहुत फायदेमंद होते हैं। यह लवण शक्तिशाली एसिड का अवशोषण प्रबलता से करते हैं और मानव शरीर में बहुत से रोगों को मिटा देते हैं, और परिणाम स्वरुप शरीर की कई समस्याएँ जड़ से ठीक हो जाती हैं।

मूत्र शरीर के हर बाहय और आंतरिक रोग के लिए सबसे अच्छा उपाय है। यह जहर और आंतों के कीड़े नष्ट कर देता है। यह नया जीवन देता है, रक्त को शुद्ध करता है और त्वचा की समस्याओं को साफ करता है।

यह आंखों के रोग नष्ट कर देता है, शरीर को मजबूत बनाता है, पाचन में सुधार और खांसी और जुकाम को समाप्त कर देता है। मूत्र फेफड़े, अग्न्याशय, लीवर, मस्तिष्क, हृदय, आदि सहित सभी महत्वपूर्ण अंगों का पुनर्निर्माण और मरम्मत करता है। मूत्र दंत चिकित्सा और अन्य मौखिक कष्टों में भी प्रभावी है।

मूत्र सबसे अच्छा प्राकृतिक शक्तिवर्धक पेय है, मूत्र पीने से गुर्दे के रोग, जिगर और पित्त, जलोदर, साइनस का रुकना, पीलिया, प्लेग, और अन्य जहरीले बुखार ठीक हो रहे हैं। बाहय रूप से लगाने से यह त्वचा को साफ़ और रूसी का इलाज करता है तथा कंपन, सुन्न, और पक्षाघात के विरुद्ध उत्तम है। शरीर पर मूत्र लगाने से त्वचा के जटिल रोग पूरी तरह से ठीक हो जाते हैं और त्वचा साफ तथा नरम हो जाती है।

प्रकृति के द्‌वारा हमारे शरीर में रक्त विकसित और उत्पन्न होता है। लाखों व्यक्तियों के जीवन को बचाने के लिये रोग के कई गंभीर मामलों में एक व्यक्ति से दूसरे व्यक्ति को रक्त का प्रतिरोपण किया जाता है।

मूत्र "दैवत अमृत" है और जबकि मूत्र रक्त से आता है, यदि इसका उचित आहार के साथ पालन किया जाये तो यह एक दूसरे की मुहैया मूत्र को पीने योग्य होगा। स्वस्थ व्यक्ति के मूत्र को किसी अन्य व्यक्ति के द्‌वारा पीया और मालिश की जाती है जिसको अपना मूत्र इकट्ठा करने में परेशानी या असमर्थता होती है। व्यक्ति किसी अन्य स्वस्थ व्यक्ति का मूत्र पी सकता है जैसे कि यहाँ पृथ्वी पर इसके बराबर कोई अन्य उपचार नहीं है। इसमें इलाज की क्षमता होती है जो अद्भुत है और व्यक्ति अध्यात्मिक रुप से ज्योतिमान होता है जिसे व्यक्तिगत रुप से अनुभवी होना चाहिये।

मूत्र चिकित्सा के प्राचीन संदर्भ

वेदों में प्राचीन पुस्तक "दमर तंत्र" में उल्लेखित किया गया है कि भगवान शिव ने स्वयं माँ पार्वती को "मूत्र चिकित्सा के लाभ" गिनाए थे। प्राचीन पुस्तकों और वेदों में, मूत्र को "शिवांबु" (स्वतः मूत्र) अर्थात शिव का जल कहा गया है।

मूत्र चिकित्सा उपचार की एक प्राचीन पद्धति है। उपचार के लिए शक्तिशाली तरीके "स्व मूत्र चिकित्सा" को "शिवांबु कल्प विधि," जो 5000 साल पुराना दस्तावेज है और दमर तंत्र इस अभ्यास को हिन्दू ग्रंथ वेदों से जोड़ता है, उसमें इसे उल्लेखित किया गया है।

अयुर्वेद के लगभग सभी भागों में मूत्र चिकित्सा उल्लेखित किया गया है और उनमें से एक भावप्रकाश में मूत्र को "विषघन," यानी सभी जहर और रसायनों को मारने में सक्षम होता है और जो एक बूढ़े व्यक्ति को फिर से जवां बना सकता है और और "रक्तापामहाराम," जो रक्त का शुद्धिकरण करता है और सभी त्वचा रोगों का इलाज करता है।

तांत्रिक योगा संस्कृति में इस अभ्यास को "अमरोली" कहा जाता है। अमरोली, मूल शब्द से "अमर" से बना है। वे "शिवांबु" को पवित्र तरल कहते हैं। उनके मुताबिक मूत्र दूध से भी अधिक पौष्टिक होता है, जैसा कि आप भौतिक रूप से न केवल लाभान्वित होंगे, बल्कि आप आत्मिक उन्नत हो जाएंगे क्योंकि यह शरीर, मस्तिष्क और आत्मा के लिए अमृत है। भगवान ने हमे यह अनमोल उपहार (मूत्र) सीधे जन्म से दिया है।

कहावत 5:15 पवित्र बाइबल में भी उल्लेखित है: - "अपनी खुद की टंकी से पानी पियो।"

प्राचीन अवतरण

"एक वृहत आत्मा इसकी जरूरत जानती है और अपने को उसी के अंतर्गत ले जती है।" "स्वतः मूत्र दिव्य अमृत है"

"स्वतः मूत्र दिव्य अमृत है"

– भगवान शिव -

(दमर तंत्र से)

उपाय:-

"आपकी दवा आपके अंदर है, और आप उस पर कभी ध्यान नहीं देते।

आपकी बीमारी आपके अंदर से है, लेकिन आप इस पर ध्यान नहीं देते।"

– हज़रत अली-

"अपनी टंकी से निकलने वाले पान को पिएं"

– कहावत 5: 15 -

(पवित्र बाइबिल)

मूत्र चिकित्सा का संदर्भ आयुर्वेद अर्थात सुश्रुत, हरित, भावप्रकाश, योगरत्नाकर, रजनीघंटू, वागभट्ट, धनवंतरी निघंतु और भैशज रत्नावली, कई और अधिक के लगभग सभी संस्करणों में पाया जाता है। शिवाम्बू कल्प विधि में जो (श्लोक) छंदों वाले दमर तंत्र का हिस्सा है, में जड़ी बूटियों के साथ मूत्र चिकित्सा की प्रक्रिया और नियमों का विस्तृत वर्णन है।

विद्वान जैन आचार्य भाद्रबाबू द्वारा "व्यव्हारसूत्र" के 41 और 42 श्लोक यह भी उल्लेख करते हैं कि व्रत लेते हुए या धार्मिक अनुष्ठान का नियमित प्रदर्शन करते हुए एक व्यक्ति को अपना ही मूत्र पीना चाहिए।

तांत्रिक योग संस्कृति में इस अभ्यास को "अमरोली" कहा जाता है। अमरोली जड़ शब्द अमर से आया है, जिसका मतलब है अमरत्व, अमर, अविनाशी, अमरोली.

इसलिए थोड़ी बहुत अमरता लाने के लिए बनाई गयी तकनीक थी। अमरोली मूलतः उपचार की एक विधि के बजाय एक आध्यात्मिक अभ्यास

था। वे इसे एक पवित्र तरल के रूप में पुकारते थे जिसे "शिवांबु" कहते हैं। उनके मुताबिक मूत्र, दूध की तुलना में अधिक पौष्टिक है।

यहां तक कि पश्चिमी देशों में मूत्र के शानदार औषधीय मूल्य और प्रभावकारिता से लोग वाकिफ हैं, जो पुराने रिकॉर्ड से स्पष्ट हैएक पुस्तक "वन थाउजेंड नोटेबल थिंग्स" इंग्लैंड में प्रकाशित हुई, जिसमें कई महत्वपूर्ण और उपयोगी संदर्भ उपलब्ध हैं कि उन्नीसवी सदी की शुरुआत में ही स्कॉटलैंड और आयरलैंड में मूत्र चिकित्सा अपनायी जाती थी।

24 अक्टूबर 1967 को सेन फ्रांसिस्को (यूएसए) की चिकित्सा पत्रिकाओं में प्रकाशित प्रेस रिपोर्ट के अनुसार सामान्य मानव मूत्र में कैंसर, क्षय रोग, फेफड़े और चिकित्सा संपत्ति है। शोध चिकित्सकों ने अमेरिकन हार्ट एसोसिएशन के वैज्ञानिक सत्र में कहा था कि "मानव मूत्र का एक सत् मात्र से ही कई भयानक बीमारियों का उपचार हो सकता है और उस सत् को यूरोकिनेस कहते हैं।"

फार्मास्युटिकल कंपनियां मूल्यवान पदार्थ "यूरोकिनेस" को मानव मूत्र से निकाल रही हैं और अन्य देशों को निर्यात करके मूल्यवान विदेशी मुद्रा कमा रही हैं। हृदय और फेफड़ों की बीमारी में रक्त के थक्के को खत्म करने के लिए उपयोगी है।

यूरोकिनेस का संदर्भ चार विद्वान अमेरिकी डॉक्टरों द्वारा लिखित 1354 पृष्ठ पर बड़े दस्तावेज में है। पुस्तक का नाम है "गुडमैन एंड गिलमैन्स दि फार्माकोलॉजिकल बेसिस ऑफ थेरेप्यूटिक्स" जो मैकमिलन प्रकाशन कंपनी न्यूयॉर्क द्वारा प्रकाशित की गई।

यह एक जाना माना तथ्य है कि कुछ लोग गाय का मूत्र पीते हैं और दर्द व पीड़ा से उन्हें राहत मिलती है। लोग को एक छोटी मात्रा में गोमूत्र सीधे पीते हैं। कुछ

लाभ पाने के लिए वे आयुर्वेद और होम्योपैथी दवाएं भी लेते हैं, जो गोमूत्र की छोटे मात्रा से युक्त होती हैं। गोमूत्र को "पवित्र मूत्र" कहते हैं, लेकिन फिर भी वे गोमूत्र की छोटी मात्रा से युक्त होती है। गोमूत्र को "पवित्र मूत्र" कहते हैं, लेकिन फिर भी वे गोमूत्र बड़ी मात्रा में सीधे नहीं पी सकते हैं।

वहीं जो लोग ही मूत्र चिकित्सा को स्वीकार करते हैं और अपना लेते हैं, वे अपना ही मूत्र बड़ी मात्रा में पीकर उसके अधिकांश लाभ प्राप्त कर सकते हैं। उन्हें यह देखना होता है कि वे सफेद रंग के मूत्र (रंगहीन जैसे पानी) का और उसका स्वाद पानी की तरह होता है। ज्यादा लाभ पाने के लिये वे स्वमूत्र के साथ-साथ गोमूत्र भी पी सकते हैं।

मूत्र विश्लेषण और अनुसंधान से पता चलता है कि हमारे अपने मूत्र (स्वतः मूत्र) और गोमूत्र में समान बहुमूल्य प्रोटीन मौजूद होते हैं:-क्रिएटिनाइन, यूरिया-एन(नाइट्रोजन), यूरिया, सोडियम, पोटेशियम, कैल्शियम, मैग्नेशियम, अमोनिया-एन, क्लोराइड, एन/10 एसिड और विटामिन और अन्य हार्मोन हैं जो शरीर और स्वास्थ्य के रखरखाव के लिए महत्वपूर्ण हैं।

जब हम "मूत्र" कि बात करते हैं तो बहुत से लोग इस विषय को नज़रंदाज़ करना पसंद करते हैं और वे इसेसे जुड़ीं नकारात्मक बातों के कारण चर्चा की इच्छा प्रकट नहीं करते। उन्हें इसकी बहुमूल्य क्षमता और बहुत सारे फायदे नहीं पता होते हैं, जिसमें "प्राकृतिक उपचार शक्ति" होती है।

उन्हें सकारात्मक दृष्टिकोण विकसित करना चाहिए, हमारे भीतर प्राकृतिक चिकित्सा शक्ति का एहसास होना चाहिए, इस प्रेरणा को बढाएं और हंसते हुए मूत्र चिकित्सा को मानें और अपनाएं। उन्हें इससे जुड़े नकारात्मक पहलुओं को दूर करना चाहिए और अन्य लोगों को "यूरीन थेरेपी" से प्राकृतिक लाभ प्राप्त करने के लिए प्रोत्साहित भी करना चाहिए।

मूत्र चिकित्सा उपचार की प्राचीन पद्धति है। प्राचीन काल में साधु और ऋषिमुनि एक सक्रिय स्वस्थ जीवन का आनंद पाने के लिए और 300 से अधिक वर्षों की लंबी अवधि तक जीने के लिए मूत्र चिकित्सा का नित्य प्रयोग करते थे। भारत के पूर्व प्रधानमंत्री स्वर्गीय श्री मोरारजी देसाई मूत्र थेरेपी का पालन करते थे और वो हमेशा स्वस्थ्य रहे व जीवन के अंतिम समय तक स्वस्थ जीवन बिताया। कई महान हस्तियां हैं, जो इसका प्रयोग कर स्वस्थ्य जीवन यापन करते रहे। आज भी पूरी दुनिया में लाखों मूत्र चिकित्सा का प्रयोग कर रहे हैं। लेकिन वे इसके अधिकतम लाभ पाने की उचित विधि नहीं जानते।

मेरा व्यक्तिगत अनुभव

वर्ष 1990 में मैं पुराने ऑस्टियोआर्थराइटिस और हड्डियों में गंभीर कमजोरी के कारण अस्पताल में भर्ती हुआ। मैं "स्टीरियॉइड" गोलियों के दुष्प्रभावों के कारण बीमारी से ग्रसित हो गया था। वो गोलियां मैं बाएं पैर में एक्जिमा के लिए लंबे समय से खा रहा था। अस्पताल में तीन हफ्ते तक भर्ती होने के बावजूद मैं ठीक नहीं हो सका, मुझे खड़े होने व चलने में कठिनाई होती थी। मेरे एक हितैशी ने मुझे मूत्र चिकित्सा अपनाने की सलाह दी और मुझे कुछ पुस्तकों का सुझाव दिया:

1. वॉटर ऑफ लाइफ - लेखक आर्मस्ट्रांग
2. मिरैकल्स ऑफ यूरीन थेरेपी- लेखक डॉ. सी.पी. मित्तल, एमडी

मैंने उपरोक्त पुस्तकों को पढ़ा और मूत्र चिकित्सा शुरू कर दी। मैं दिन में दो बार मूत्र से अपने शरीर की मालिश करता था और अपना पूत्र पीता था। धीरे-धीरे मैंने लाभ प्राप्त किए, मेरी सहनशक्ति वापस आ गई और 30 दिनों के भीतर मैं पूरी तरह ठीक हो गया और एक्जिमा भी पूरी तरह सही हो गया।

मेरी पत्नी द्रौपति भुरानी मधुमेह और तंत्रिका समस्या से पीड़ित थीं। तंत्रिका समस्या के कारण कभी-कभी वह बहुत कमज़ोर हो जाती और बिस्तर से उठ तक नहीं सकती थीं। उस समय वह अपनी उंगलियों में संवेदनशून्यता और कमजोरी महसूस करने लगी थीं और वह कलम या चम्मच तक अपने हाथ से पकड़ने में असमर्थ थीं।

अपने मूत्र की मालिश करने के एक घंटे बाद वह अपने शरीर में ऊर्जा महसूस करने लगीं और वह अपने बेड से खुद उठने लगीं और कलम पकड़ने व कागज पर लिखने लगीं। अपने को स्वस्थ्य रखने के लिए वह अपना मूत्र

रोजाना पीती थीं। उन्होंने इस इलाज को अपनाया और वह अन्य लोगों के साथ उत्साहपूर्वक चर्चा करने लगीं। उन्होंने मुझे "मूत्र चिकित्सा" में खास रुचि लेने की प्रेरणा दी।

अपनी पत्नी के साथ मैंने भी वर्ष 1993 में गोवा में आयोजित प्रथम ऑल इंडिया कॉन्फ्रेंस ऑफ यूरीन थैरेपी में भाग लिया। तब से मैं पुराने रोगों से पीड़ित व्यक्तियों को सलाह एवं मुफ्त समाज सेवा प्रदान करने लगा। जुलाई 2006 में मैंने पहले "मूत्र चिकित्सा का लाभ" पर अपना 2 प्रश्ठों का लेख तैयार किया और जीर्ण रोग से पीड़ित लोगों को उसकी प्रतियाँ वितरित कीं। मैं उन्हें उचित विधि, तकनीक, उपचार की विधि और आवश्यक आहार के बारे में समझाता था। जिन्होंने मेरे लेख पढ़े और सही उपचार की उचित विधि को अपनाया उन लोगों ने मूत्र चिकित्सा के व्यापक लाभ प्राप्त किए।

चेन्नई की श्री अंगाला परामेश्वरी माता ने मुझे आशीर्वाद प्रदान किया और ईश्वर ने मुझे मूत्र चिकित्सा के लाभ का उचित ज्ञान प्राप्त करने की दिव्य शक्ति से प्रबुद्ध किया। व्यावहारिक अनुभव और गहरी रुचि के साथ मैने अध्ययन किया, जांच की और मूत्र चिकित्सा के अधिकतम लाभ प्राप्त करने की उचित विधि और तकनीक ढूंढ निकाली, जिसका पालन बच्चों समेत सभी लोगों ने किया।

व्यक्ति जो मूत्र चिकित्सा को अपनाने के बाद उसे स्वेच्छा से उत्साहपूर्वक व्यवहार में लाते हैं वे इस दिव्य ज्ञान को बढ़ा सकते हैं और व्यवहारिक अनुभवों से स्वयं अपने डॉक्टर बन सकते हैं।

जहां डॉक्टरों ने उनके स्वास्थ्य की गिरावट को रोकने की उम्मीद छोड़ दी थी और उनके रोग का इलाज नहीं कर पाए थे। सभी रोगी जो वहाँ भेजे गए थे। उन्होंने बहुत ज्यादा लाभ हासिल किया है और उन्हें दर्द और पीड़ा से राहत मिली है।

मूत्र एक प्रकार का "सीरम" है जो रक्त निस्पंदन या रक्त का पनिहल हिस्सा होता है, न कि अपव्यय निस्पंदन। "मूत्र चिकित्सा" सबसे प्रभावी प्राकृतिक उपाय है जिसका कोई भी दुष्प्रभाव नहीं होता। यह पोषण एवं उपचार शक्ति का अमूल्य स्रोत है। नियमित रूप से अपना मूत्र पीना दीर्घायु और अधिक स्वस्थ्य रहने का रहस्य है, स्वास्थ्य के लिए सबसे अधिक

मूल्यवान और लाभकारी है, जो बीमारियों के इलाज की जड़ को समाप्त करने में सक्षम है।

हमारे मूत्र (स्वतः मूत्र) कई प्राकृतिक प्रोटीन से युक्त होता है और पोषण और चिकित्सा शक्ति का एक अमूल्य स्रोत माना जाता है। स्वच्छ और पानी की तरह सफेद रंग का मूत्र (जैसे पानी) किसी भी गंध से युक्त नहीं होने वाला मूत्र हमारे शरीर से एक उचित और स्वस्थ आहार बनाए रख कर प्राप्त किया जा सकता है। रंग और मूत्र का स्वाद लोगों पर निर्भर करता है कि वे कया खाते और पीते हैं।

लोगों को सफेद रंग (रंगहीन जैसे पानी) का मूत्र एकत्र करने की विधि के बारे में नहीं पता, जो किसी भी प्रकार की गंध से युक्त नहीं होती और बच्चों सहित सभी लोग उसे आसानी से पी सकते हैं। उन्हें उचित आहार और रस के बारे में भी नहीं पता है, जो मूत्र चिकित्सा के साथ ही लिया जा सकता है ताकि वे लंबी अवधि के लिए इलाज जारी रख सकें और उसके उचित लाभ बिना किसी समस्या के प्राप्त कर सकें।

एक व्यक्ति जो पुरानी बीमारी से प्रभावित है और “मूत्र चिकित्सा” को अपनाता है वो नियमित रूप से चिकित्सा परीक्षण से गुजर सकता है। वह डॉक्टर के पर्यवेक्षण में रह सकता है, जो उसके स्वास्थ्य की क्रमिक प्रगति का निरीक्षण कर सकते हैं।

डॉक्टरों और वैज्ञानिकों का नैतिक समर्थन

मैं एक योग्य चिकित्सक नहीं हूँ और मेरे पास कोई भी चिकित्सा प्रमाण पत्र नहीं है पर अपने व्यावहारिक अनुभव के साथ मैंने उन लोगों का जो पुरानी बीमारी जैसे कैंसर एचआईवी/एड्स, मधुमेह, पित्ताशय पत्थर, सेरेब्रल पाल्सी, सिंड्रोम, गुर्दे की विफलता, पक्षाघात, बालों के झड़ने "विसरित डिस्क निर्जलीकरण," तीव्र लम्बर स्पोंडिलाइटिस "एएलएस" आदि से प्रभावित थे और जिनका चिकित्सा विज्ञान के अनुसार इलाज नहीं हो पा रहा था उनका इलाज किया है।

मेरे पास वे सब मेडिकल परिक्षण रिपोर्ट हैं जिनमें "रोगियों ने मूत्र चिकित्सा से लाभ प्राप्त किया है और अपने रोग का निदान किया है। कुछ रोगियों ने लिखित बयान दिए हैं और कुछ ने इलाज के पहले और इलाज के बाद के बयान दर्ज किये हैं। मूत्र चिकित्सा उत्कृष्ट चिकित्सा साधन है जो अधिक प्रभावी और शक्तिशाली समग्र उपचार है।

जब तक रोगी ठीक हो रहा है, तब तक चिकित्सक, वैज्ञानिक और अनुसंधान विभाग के पास इलाज की प्राकृतिक विधि के लिए कोई बाधा नहीं होनी चाहिए। मरीजों को शल्य चिकित्सा के बिना उल्लेखनीय लाभ हासिल करने पर उनके मानसिक तथा शारीरिक स्वास्थ्य के सुधार को देख कर वे उचित सर्वेक्षण कर सकते हैं। वे अपने विभिन्न निदान और चिकित्सा परीक्षण की रिपोर्ट की भी जांच कर सकते हैं। डॉक्टरों और वैज्ञानिकों को उनके नैतिक समर्थन और सिफारिश से लोगों को इस उपचार को अपनाने के लिए प्रोत्साहित करना चाहिए।

डॉक्टरों और वैज्ञानिकों को तथ्य पर विश्वास करना चाहिए कि "मूत्र प्राकृतिक दैवी उपचारात्मक शक्ति है" और वहाँ केवल एक प्राकृतिक उपाय है जो रोगों के विभिन्न प्रकार का इलाज कर सकता है। वे अनुसंधान कर

सकते हैं और वैज्ञानिक सबूत ले सकते हैं कि मैंने जो दावा किया है वह सच है।

डब्ल्यूएचओ को "मूत्र चिकित्सा" को प्राकृतिक चिकित्सा के रूप में मान्यता देनी चाहिए। यह सुरक्षित है और इलाज का सबसे प्रभावशाली तरीका है। वे अच्छी तरह से जानते हैं कि कुछ दवा कंपनियां मानव मूत्र से बनाई गई जीवन रक्षक दवाओं और इंजेक्शनों की बिक्री से अरबों रुपए की कमाई कर रही हैं।

सरकारी संगठनों, वैज्ञानिकों, डॉक्टरों, मीडिया और निजी संगठनों को "मूत्र चिकित्सा" के प्रति जागरूकता फैलानी चाहिय। "मूत्र चिकित्सा" के लाभ प्राप्त करने के लिए इसकी उचित विधि, तकनीक, उपचार और आवश्यक आहार पर लोगों को शिक्षित करना चाहिए। जागरूकता दुनिया के सभी दूरस्थ कोनों तक पहुँचनी चाहिए।

मूत्र चिकित्सा के बारे में जागरूकता बढ़ाना मानवता की नि:शुल्क सेवा है। जागरूकता से दुनिया भर में लाखों लोगों को मदद मिलेगी।

चिकित्सा शक्ति हमारे भीतर है।

पुराने रोगियों के लिए इलाज की प्रणाली एवं विधि:-

"मूत्र चिकित्सा" की उपयुक्त विधि है:-
   क) मूत्र पीना
   ख) मूत्र से पूरे शरीर की मालिश करना
   ग) शरीर के प्रभावित हिस्से पर मूत्र से गीला पैक रखना
   घ) पानी पीना, रस पीना और हलका एवं संतुलित आहार लेते रहना

मूत्र पीने के साथ संतुलित और हल्का आहार लेते रहना बहुत महत्वपूर्ण और आवश्यक है, पुरानी बीमारी से पीड़ित मरीजों को अधिकतम लाभ प्राप्त करने के लिए मूत्र के गीले पैक रखने के साथ मूत्र से शरीर की मालिश करनी चाहिए।

व्यक्तियों को प्राकृतिक उपचार के प्रति सकारात्मक दृष्टिकोण और विश्वास का विकास करना चाहिए, जो उनके जीवन को बचाने और उन्हें दर्द और सभी प्रकार की पीड़ा से दूर कर सकती है। इस उपचार में व्यक्तियों को इसके लाभ उनके व्यक्तिगत विश्वास, रुचि, प्रयास, भोजन और उपचार की विधि के मुताबिक ही देखने को मिलेंगे। व्यक्ति जो इस इलाज को पूरे उत्साह के साथ स्वेच्छा से अपनाते हैं उन्हें अपने स्वास्थ्य में 10 से 15 दिन यानी एक या दो सप्ताह के छोटे अंतराल में धीरे-धीरे सुधार देखने को मिलेंगे।

मूत्र का रंग और स्वाद उस पर निर्भर करता है कि व्यक्ति क्या खाते हैं और पीते हैं। अगर कोई व्यक्ति जो हर घंटे पर बहुत सारा पानी पीता है और मूत्र निकालता है, उसका आंतरिक शरीर साफ हो जाता है और मूत्र का रंग सफेद (रंगहीन जैसे पानी) हो जाता है। इसी तरह से कोई व्यक्ति जो

संतुलित एवं हलका खाना खाता है और तेल, नमक, मसाले और मिर्च का उपभोग अपने आहार में नहीं करते उनके मूत्र में गंध नहीं होती।

व्यक्ति जो अपनी दैनिक दिनचर्या और अन्य गतिविधियों में व्यस्त हैं और खुद को स्वस्थ रखना चाहते हैं वे सुबह मूत्र पी सकते हैं। डिनर लेने के बाद और बिस्तर पर जाने से पहले उसे 1000 मिलीलीटर (एक लीटर) पानी पीना चाहिए। इसके बाद वे हल्के पीले रंग का या सफेद बेरंग मूत्र निकालेंगे जिसे वे पी सकेंगे। एक बार जब वे मूत्र पीना शुरू कर देंगे तो उन्हें सुबह तक मूत्र और पानी पीते रहना चाहिए।

उसके बाद वे अपनी सुविधा के अनुसार दिन में 2 से 3 बार मूत्र एवं पानी पी सकते हैं। इस प्रकार वे वे एक से डेढ़ लीटर नाश्ते के पहले आसानी से पी सकते हैं। वे अपनी सुविधा के अनुसार इस प्रक्रिया को दिन के किसी भी समय अपना सकते हैं और खुद को स्वस्थ्य रख सकते हैं।

मूत्र की मालिश/मूत्र से गीला पैक रखना

वे लोग जो "मूत्र थेरेपी" को अपनाना चाहते हैं, लेकिन संकोच करते हैं या मूत्र पीने के लिए अपना मन नहीं बना पाते वे शुरू में पहली बार मूत्र के साथ अपने शरीर की मालिश द्वारा इलाज शुरू कर सकते हैं। मालिश करने से उन्हें इसके लाभ महसूस होने लगेंगे और फिर वे खुद को इसे पीने के लिये तैयार कर सकेंगे।

त्वचा पर मूत्र मलने व उससे मालिश करना अन्य प्रकार की मलने की थैरेपी से कहीं ऊपर है और मूत्र चिकित्सा का यह एक महत्वपूर्ण भाग है, क्योंकि इससे मरीज को मूत्र उपवास के दौरान पोषण मिलता है।

यदि व्यक्ति पानी, रस पीता है और संतुलित आहार लेता है, वो सफेद रंग का मूत्र प्रवाहित करता है, जिसमें दुर्गंध भी नहीं होती। सफेद रंग का मूत्र आसानी से बिना किसी झिझक के पिया जा सकता है, क्योंकि उसका स्वाद एकदम पानी के जैसा होता है और उसमें स्वस्थ्य बने रहने के लिए जरूरी प्रोटीन और विटामिन होते हैं।

व्यक्ति धीरे-धीरे सुधार प्राप्त कर सकते हैं, वो भी सिर्फ मूत्र पीकर या सिर्फ मूत्र से मालिश कर या मूत्र से गीला पैक रख कर।

सिर्फ मूत्र पीकर, व्यक्ति के शरीर के आंतरिक भाग की सफाई होती है, वो जवान हो जाता है और अपने शरीर में ऊर्जा का प्रवाह महसूस करने लगता है। यह आवश्यक अंग जैसे मस्तिष्क, हृदय, फेफड़े, आंतों और लीवर, आदि की प्रतिरक्षक क्षमता को पुनजीर्वित एवं पुनर्विकसित करता है, जो बीमारी के कारण क्षतिग्रस्त हो गये।

मूत्र पीना सर्वोत्तम दवा है, जो कोई भी कठिनाइयों का सामना करते हुए इसका प्रयोग करता है और पहली बार मूत्र पीता है, वह इस बात से संतुष्ट हो जाता है। व्यक्ति जो एक लीटर मूत्र (सफेद या पीले रंग का) रोजाना दिन में कभी भी पीता है और शरीर पर मूत्र से मालिश करता है उसे दर्द व अन्य बीमारियों से धीरे-धीरे छुटकारा मिलने लगता है और मर्ज नियंत्रित व ठीक होने लगता है। ऐसा करने से दवाएं छूट जाती हैं और वे स्वस्थ्य रहने लगते हैं।

मालिश करना

केवल मालिश से व्यक्ति सभी प्रकार के त्वचा रोगों का इलाज कर सकते हैं। त्वचा निखर जाती है और हर प्रकार के अप्राकृतिक काले धब्बे और सफेद धब्बे गायब हो जाते हैं। यह त्वचा को स्थाई चमक प्रदान करती है, जो "स्पा या ब्यूटी पार्लर" जानेसे नहीं प्राप्त की जा सकती।

मूत्र से मालिश करने और मलने से त्वचा के बहुत सारे रोगों से छुटकारा प्राप्त कर सकते हैं और फिर त्वचा साफ और मुलायम हो जाएगी। शरीर के भागों के कांपने, सुन्न पड़ जाने और पक्षाघात के लिए मूत्र से मालिश करना काफी कारगर रहता है और ठोस जोड़ ढीले पड़ जाते हैं, लचीले और चलने योग्य हो जाते हैं।

बुखार के समय मूत्र को शरीर पर मलने से शरीर का तापमान को नीचे लाया जा सकता है। कटने, चोट लगने और जलने के लिए मूत्र एंटी-सेपटिक दवा है जो काफी बेहतरीन तरीके से कार्य करता है।

सिर्फ मूत्र से गीले पैक को रख कर व्यक्तियों को कई समस्याओं से राहत मिल सकती है। यह गैगरीन (मांस का सड़ना), पुराने अल्सर और चोटों को ठीक कर सकता है, जो दवाओं से ठीक नहीं हो रहीं। यह बालों के गिरने - को रोक सकता है और बाल मजबूत हो जाएंगे और लंबे होना शुरू हो

जाएंगे। कुछ लोग जो गंजे हो गए हैं वे अपने गंजे सिर पर बाल उगते देख कर आश्चर्यचकित रह जएंगे। कुछ लोग जो गंजे हो गए हैं वे अपने गंजे सिर पर बाल उगते देख कर आश्चर्यचकित रह जएंगे। मूत्र दंत चिकित्सा और अन्य मौखिक समस्याओं में भी प्रभावी है। द्वांत में साधारण दर्द के लिए मुंह में कुछ मूत्र रखें और कुल्ला करें जो सुबह और शाम को छह बार दोहराया जाना चाहिए।

माँ अपना सफेद रंग का मूत्र (पानी की तरह रंग हीन) इकट्ठा कर सकती है और अपने बच्चे को यह अपने शरीर से निकालने के तुरंत बाद पीने के लिए दे सकती बशर्ते जब आहार खाएं। इस विधि को अपनाया जा सकता है और मूत्र बच्चों और अन्य लोगों को दिया जा सकता है, जो सेरेब्रल पाल्सी और मानसिक विकार जैसी बिमारी से जन्म से प्रभावित हैं।

वे लोग, जिनको गठिया की समस्या है और घुटने की वजह से घूमने और सीढ़ी चढ़ने में कठिनाई होती है उन लोगों को मूत्र से अपने घुटने पर हल्के ढंग से मालिश करनी चाहिए जब तक वह सूख नहीं जाता। वे 3 बार फिर समान तरीके से मूत्र को सूखने तक लगायें।

मूत्र से गीला पैक भी अपने घुटने पर रख सकते हैं जो की अधिक प्रभावी है। यह एक दिन में 3 से 4 बार के लिए दोहराया जाना चाहिए। 10 से 15 दिनों की छोटी अवधि में उन्हें अधिक दर्द से राहत मिल जाएगी, कड़े जोड़ ढीले और चलाने योग्य बन जायेंगे और वे चलाने और सीढ़ी चढ़ने में सक्षम हो जायेंगे।

यह उपचार के साथ घूमना, व्यायाम करना, योग और भौतिक चिकित्सा प्रतिरक्षा प्रणाली को बढ़ाता है और पुरानी बीमारियों से ग्रसित व्यक्ति की प्रतिरक्षा क्षमता को बढ़ाता है, जिससे वो जल्दी स्वस्थ्य एवं ठीक हो जाए। उपचार की इस विधि को वे बच्चे भी अपना सकते हैं, जो सेरेब्रल पाल्सी या अन्य जन्मजात बीमारी से ग्रसित हैं।

मूत्र चिकित्सा सर्वोत्तम उपचार विधि है
सामान्य जुकाम से लेकर कैंसर
"A से Z" तक सभी समस्याओं के लिये

पीने, मालिश करने और गीला पैक रखने की विधि

रात्रि में एक गिलास पानी में तीन नीम की पत्तियाँ डाल दें और उसे सुबह उठकर पिएं। ईश्वर से प्रार्थना करें कि वो आपको स्वस्थ्य रखे। 1.5 लीटर पानी पिये। हर एक घंटे पर मूत्र या पानी पियें। 2.5 लीटर (या इससे अधिक) मूत्र सुबह से शाम तक पियें। आंख, कान और नाक में दिन में तीन बार ताजा मूत्र की बूंदें डालें।

Note:- नोट:- सफेद रंग (पानी की तरह रंगहीन) या बहुत हल्के पीले रंग का मूत्र पिएं और बचे हुए मूत्र को शरीर की मालिश करने और मूत्र से गीले पैक के लिए बोतल में इकट्ठा करके रख लें।

मालिश

मूत्र से शरीर की मालिश (सिर से पैर तक) निम्न विधि से करें:-

पूरे शरीर पर मूत्र लगा लें और हल्के-हलके उसे तब तक मलें जब तक वो सूख न जाए। फिर से मूत्र लगायें, उसे तब तक मलते रहें, जब तक वह सूख नहीं जाती, उसी तरह तीन बार ऐसा करें।

तीन बार ठीक से मालिश करने व उसे सुखाने में करीब एक घंटा लगता है। पूरे शरीर की मालिश इसी प्रकार दिन में 2 से 4 बार करें।

मालिश करने के लिये ताजा मूत्र लेकर उसे 24 घंटे तक रख सकते हैं, उसमें कोई भी गंध नहीं आयेगी। कुछ लोग पुराने मूत्र को एक से दो सप्ताह तक रख कर इस्तेमाल करते हैं। ऐसा करने पर मूत्र के लाभ तो मिलते हैं, लेकिन गंध आने लगती है।

मूत्र का गीला पैक

मालिश के बादः- मूत्र से गीले पैक को पेट पर और शरीर के अन्य संक्रमित भागों पर 2 घंटे तक रखें, दिन में दो बार। रात में फिर से पैक को रखें और सुबह हटाएं।

मूत्र से गीला पैक बनाने के लिए: एक सूती कपड़ा लें और मूत्र में भिगो दें। मूत्र से गीले कपड़े को तह कर के पेट और संक्रमित भाग पर 3 बार रोल करें। "मूत्र से गीले कपड़े" के ऊपर प्लास्टिक पेपर लगा दें, उसे कवर करने के लिए। प्लास्टिक पेपर के ऊपर एक और कपड़े को लपेटें। मूत्र से गीले पैक को हटाने के बाद, जब जरूरत पड़े तब गर्म पानी से नहाएं।

लोग उपचार को मूत्र पीकर, पूरे शरीर पर मूत्र से मालिश करके और मूत्र से गीले पैक को अपने पेट पर या शरीर के प्रभावित भाग पर रख कर शुरू कर सकते हैं। संतुलित आहार के साथ हर घंटे मूत्र, पानी और रस पीयें। चूंकि यह बीमारी को नियंत्रित एवं उपचार करने की सबसे सुरक्षित विधि है इसलिये इसे लंबे समय तक किया जा सकता है।

संतुलित एवं हल्क आहार निम्न रूप से लिया जाता है:

नाश्ता:- अखरोट के साथ सफेद जई का दलिया, 6 अखरोट और 10 बादाम

मध्य सुबह:- पपीता, छोटे केले या सेब

दोपहर का भोजन:- टूटा चावल, मलाई उतरा दही और उबली सब्जियां

शाम_को:- ब्राउन ब्रेड, जई के बिस्कुट या सेब

रात्रि भोजः- अंकुकरित और उबले हुए हरे चने (मंग) या हरे चने का सूप, और उबली सब्जियां या सलाद

इसमें मिला सकते हैं: गुड़, शहद, खजूर, अदरक लहसुन और नीबू।

उबली हुई सब्जियां:- गाजर, गोभी, बीन्स, और बेबी कॉर्न

सलाद:- टमाटर, खीरा और गाजर

सूप:- वेजीटेबल सूप

फलः- सेब, छोटा केला। पपीता, सपोता (चीक), स्ट्रॉबेरी।

नहाते वक्त आप मुलतानी मिट्टी, गर्म पानी, जिसमें थोड़ी सी नीम की पत्तियां और थोड़ी मात्रा में नारियल का तेल हो।

ये इस्तेमाल नहीं करें:- साबुन, तेल, नारियल, रिफाइंड चीनी, नमक, मिर्च।

2 चम्मच शहद, 1 चम्मच अदरक का रस, 1 चम्मच नीबू का रस, आधा चम्मच हल्दी का रस (पानी में 24 घंटा भिगोएं और कूट कर उसका रस निकालें) गर्म पानी में मिलाएं और रोजाना सुबह इस रस को पियें। खाँसी, ठण्ड और बुखार आने पर इसे शाम को और रात में फिर से पी सकते हैं।

दिन के समय हर 2 घंटे पर निम्नलिखित में से किसी भी रस को पियें, यानी 6 गिलास रस रोजाना।

गाजर	सेब	मोसंबी
टमाटर	नींबू का रस	छांछ
अनार	नारियल पानी	सोया मिल्क
गेहूं की बाली	करेला	गाय/बकरी का मलाईरहित दूध
जौ का पानी		

बेहतर परिणाम पाने के लिये व्यक्ति हफ्ते में दो दिन "मूत्र उपवास" पर रह सकते हैं। वे बिना कोई जूस लिये या बिना भोजन किये व्रत रह सकते हैं। वे हर 15 दिन बाद 5 दिन के लिये मूत्र/रस उपवास कर सकते हैं, जिसमें उन्हें केवल मूत्र, रस एवं पानी पीना होगा।

सुबह के मूत्र का पहली और अंतिम भाग फेंक देना चाहिये, बाकी के मूत्र को इस्तेमाल में लाना चाहिये।

3 महीने के बाद निम्न आहार शामिल कर सकते हैं:-

चपाती (रोटी):- कोलेस्ट्रॉल प्रबंधन आटा सादा आटा के साथ मिलाकर
हरे चने की खुराक या इडली (अंकुरित मॅग पेस्ट होने तक पीसा जाए)
गाय का शुद्ध घी (अधिकतम एक चम्मच प्रति दिन छोटी मात्रा में)
कोलेस्ट्रॉल मुक्त मक्खन (अधिकतम 10 ग्राम प्रति दिन) काला चना और प्याज। सब्जियां:- पालक, मेथी, लौकी, तुरई, गोभी, फूलगोभी, तूर दाल, हरा चना, काला चना और प्याज। सेंधा नमक, काली मिर्च और जीरा छोटी मात्रा में लिया जा सकता है।

कैंसर के मरीजों को सलाह दी जाती है कि वे दिन में कम से कम 2 गिलास (½ किग्रा) गाजर का जूस और 2 गिलास टमाटर का जूस रोजाना पीयें। एक गिलास गाजर का जूस ¼ किग्रा गाजर लें, उसे छील लें और छोटे-छोटे पीस कर लें। उसे पीस मिक्सर में डालें और पानी मिलायें। वे गेहूं घास या अनार का जूस भी ले सकते हैं।

कैंसर के मरीज जिनकी कीमोथैरेपी चल रही है, वे इलाज के दौरान किसी अन्य व्यक्ति का मूत्र पी सकते हैं, जो स्वस्थ्य हैं। ऐसा करने से

कीमोथैरेपी के साइड इफेक्ट का उन पर कोई प्रभाव नहीं पड़ेगा।

वे लोग जो उपर्युक्त मूत्र चिकित्सा को अपना रहे हैं, उन्हें विटामिन, एंटीबायोटिक, तीव्र गोलियां और इंजेक्शन नहीं लेने चाहिए। लेकिन वे मधुमेह, रक्तचाप हृदय की समस्याओं और बुखार के लिए हलकी गोलियाँ ले सकते हैं। जब वे देखें की उनके स्वास्थ्य में प्रगति हो रही हो तो इन गोलियों को भी धीरे-धीरे कम कर सकते हैं।

मधुमेह और उच्च रक्तचाप डॉक्टरों द्वारा दी गई दवाएं/इंजेक्शन के साथ-साथ मूत्र चिकित्सा को भी कर सकते हैं। जब उन्हें कोई सुधार दिखाई देने लगे तब वे दवाएं/इंजेक्शन धीरे-धीरे लेने बंद कर सकते हैं।

मधुमेह के मरीज जिनके सूजन रहती है या कोई चोट टीक नहीं हो रही है, वे मूत्र का गीला पैक प्रभावित जगह पर रख सकते हैं। जब जरूरी लगे तो वे चिकित्सीय उपचार ले सकते हैं।

ऐसे लोग जो गंभीर बीमारियों से जूझ रहे हैं, वे डॉक्टरों द्वारा बताये गये चिकित्सीय उपचार ले सकते हैं और उसी के समानांतर मूत्र चिकित्सा को अपना सकते हैं। जब कुछ सुधार दिखाई देने लगे तब धीरे-धीरे दवाएं बंद कर सकते हैं।

मूत्र चिकित्सा स्वस्थ्य लोग भी अपना सकते हैं। उनकी प्रतिरक्षण प्रणाली मजबूत होगी और और उन्हें शरीर में ऊर्जा महसूस होगी।

कैंसर सर्जरी और कीमोथेरेपी के बिना नियंत्रित हो सकता है और ठीक किया जा सकता है

यह अनुमान है कि 700,000 (7 लाख) से अधिक कैंसर रोगियों के मामले और 40,000 से अधिक बच्चों में कैंसर के मामले भारत में हर साल रिपोर्ट किये जा रहे हैं। दुर्भाग्य से कैंसर रोगियों की निरपेक्ष संख्या हर गुजरते साल में बढ़ती जा रही है। यह मौत के प्रमुख कारणों में से एक बन गया है। विश्व भर में लाखों लोग सबसे अधिक खतरे वाली बीमारी से पीड़ित हैं।

एक बार निदान हो जाए, रोगी, गंभीर स्वास्थ्य की मानसिक पीड़ा के अलावा गिरी से गिरी परिस्थितियों का सामना करता है क्योंकि इसका इलाज महंगा होता है। कैंसर निदान के साथ शुरू करने के लिए, आवश्यक जांच और उपचार लाखों रुपए में चलाता है। कैंसर एक खामोश बीमारी है और कई लोगों को अपनी स्वयं की रक्षा करने के लिए इसका पता नहीं होता है और इसके परिणामस्वरूप यह स्वास्थ्य की गुणवत्ता की गिरावट और जीवन की अवधि के लिए अनिश्चितता लाता है।

कांकेर का उपचार पारपारेक रूप से शल्य चिकित्सा, विकिरण चिकित्सा और रसायन चिकित्सा से किया जाता है। हालांकि आंकड़ों से संकेत मिलते हैं कि कैंसर के इलाज में इन उपचारों के प्रभाव सीमित हैं और इनके दुष्प्रभाव एक पहेली जैसे होते हैं। शरीर में सफ़ेद रक्त कोशिकाएं और लाल रक्त कोशिकाएं घट जाती हैं और कीमोथेरेपी के साइड इफ़ेक्ट के कारण कई जटिलताएं उत्पन्न हो जाती हैं।

मूत्र चिकित्सा अधिक प्रभावी है और विकिरण और कीमोथेरपी की तुलना में और अधिक लाभकारी है। यह कैंसर कोशिकाओं के विकास को नष्ट कर सकती है और उन्हें शरीर के अन्य भागों में फैलाने से रोक सकती है। यह

किसी भी दुष्प्रभाव के उत्पादन के बिना कैंसर सेल में जहरीला पदार्थ मार सकती है। यह रक्त दान के लिए प्रभावी स्वाभाविक विकल्प भी है।

जो लोग पहले से ही सर्जरी और कीमोथेरेपी से गुजर चुके हैं वे मूत्र चिकित्सा को अपना सकते हैं। लेकिन जैसा चिकित्सक सलाह देते हैं अगर वे कीमोथेरेपी जारी रखना चाहते हैं तो वे 36 घंटे के बाद मूत्र चिकित्सा शुरू कर सकते हैं। यह कीमोथेरेपी के दुष्प्रभाव कम कर सकती है और स्वस्थ रक्त कोशिका का निर्माण करने के लिए मदद कर सकती है।

यह उनकी प्रतिरक्षा प्रणाली में सुधार और उनके प्रतिरोध की शक्ति में वृद्धि करेगी। चिकित्सकों को उसकी सलाह देनी चाहिए और लोगों को उसके लिए प्रोत्साहित करना चाहिए जो कीमोथेरेपी के दुष्प्रभाव को कम कर सकती है और उन्हें तेजी से ठीक करने में मदद भी करती है। यह मरीज के जीवित रहने की अवधि को बढ़ा सकती है और उनकी हर प्रकार की समस्याओं से राहत दे सकती है।

मैंने पेट के कैंसर और डिम्बग्रंथि के कैंसर से पीड़ित मरीज के विस्तृत मामले के इतिहास के साथ उनके निदान के रिपोर्ट प्रस्तुत किये हैं। यानी सीटी स्कैन, एंडोस्कोपी, बायोप्सी रिपोर्ट और सर्जरी और कीमोथेरेपी के लिए गुजरने के लिए चिकित्सक की राय। उन्होंने अपना अनुमोदन जारी किया है कि उन्हें अपने दर्द और कष्ट से राहत मिली है और वे सर्जरी और कीमोथेरेपी से गुजरे बिना स्वस्थ हैं।

कैंसर से ठीक हुए मरीज

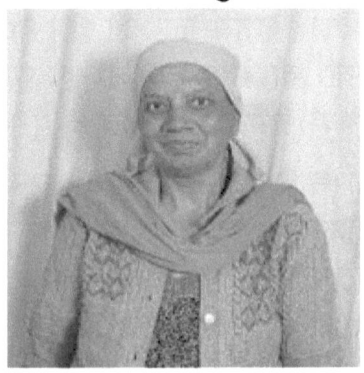

श्रीमती सुरेश रानी, उन्हें चौथी स्टेज का कैंसर था और मूत्र चिकित्सा को अपनाने पर 4 महीने में ठीक हो गईं

स्तन, फेफड़े और हड्डी का कैंसर

जुलाई 2012 में पता चला कि दिल्ली में रहने वाली 54 साल की सुरेश रानी को ब्रैस्ट कार्सिनोमा, चयापचयी सक्रियता, लिम्फ नोडल, हड्डीली और बायीं अधिवृक्क में प्लूरा रिसाव (स्तन, फेफड़े और हड्डी के कैंसर) का रोग है। उनकी आवश्यक मेडिकल जांच हुई और बायोप्सी टेस्ट किये गए। पीईटी-सीटी रिपोर्ट से इस व्यापक रोग का पता चला, कैंसर दोनों फेफड़ों, दाहिने स्तन, हड्डियों और शरीर के अन्य भागों में फैल चुका था। उनके फेफड़ों में बहुत सा पानी जमा हो गया था।

डॉक्टरों ने उनके परिवार के सदस्यों को सलाह दी कि वे उन्हें कीमोथेरेपी या कोई भी अन्य उपचार नहीं दे सकते हैं और वे कैंसर के अंतिम चौथे चरण में थीं। उन्होंने उन्हें यह सलाह भी दी थी कि उनके बचने की संभावना बहुत कम है।

इससे पहले मई 2002 में उनके बाएं स्तन में गांठ निकालने के लिए सर्जरी हुई थी। बायोप्सी परीक्षण के बाद पता चला कि उन्हें अक्रामक

डक्टल कार्सिनोमा "स्तन कैंसर" है। सर्जरी के बाद उनकी 6 बार कीमोथेरेपी और 16 बार रेडियोथेरेपी हुई। हर साल चिकित्सा परीक्षण कराना पड़ा जो सामान्य दिखा।

जून/जुलाई 2012 के महीने में उनका स्वास्थ्य बिगड़ना शुरू हो गया। वे सांस लेने में असहजता महसूस करती थीं, वो अंगो में सूजन, उल्टी और पूरे शरीर में गंभीर दर्द से पीड़ा महसूस कर रही थीं। वो ठीक से खाने या कुछ भी पचाने में असक्षम थीं। वो बहुत कमजोर हो गयी थीं और बैठने, खड़े होने और ठीक से चलने में असमर्थ थीं और वे पूरी तरह बिस्तर पर थीं।

सुरेश रानी की बेटी रश्मि ने इंटरनेट में हमारी मूत्र चिकित्सा पर वेबसाइट देखी और फोन पर मुझसे संपर्क किया और अपनी मां की केस हिस्ट्री मुझे बतायी। उन्होंने 2012/09/09 को मेल द्वारा अपनी माँ के केस की डायग्नोस्ड रिपोर्ट भेजी और मूत्र चिकित्सा के लाभ पर मेरे साथ चर्चा की।

मेरी सलाह पर श्रीमती सुरेश रानी ने 12/09/2012 को मूत्र चिकित्सा शुरू कर दी। क्योंकि उनकी मां बहुत कमजोर और अस्थिर थीं, इसलिये शुरू में उनकी बेटी रशिम ने खूब पानी पीने और हल्का आहार खाने की विधि को अपनाया, ताकि वे साफ और बेरंग मूत्र त्याग सकें। वे अपने मूत्र को एकत्र करके अपनी माँ को पीने के लिए देने लगीं और वे अपने ही मूत्र से उनके शरीर की मालिश भी करने लगीं।

3 दिन की अवधि के भीतर वे अपने शरीर में ऊर्जा और सहनशक्ति महसूस करने लगीं। अब वे बिना तकलीफ साँस लेने में सहज महसूस करने लगी थीं। वे उठने और स्वयं का मूत्र पीने के लिए सक्षम थीं। धीरे-धीरे उनकी प्रतिरक्षा प्रणाली में वृद्धि और उनके स्वास्थ्य में दिन ब दिन सुधार हो रहा था।

उन्होंने एक उचित विधि में काफी पानी, रस पीकर और हल्का आहार लेकर मूत्र चिकित्सा को अपनाया। वे अपनी बेटी का मूत्र पी रही थीं, इसके साथसाथ वे अपना मूत्र भी पी रही थीं और दिन में दो बार मूत्र से अपने शरीर की मालिश कर रही थीं।

2 सप्ताह (14 दिन) की अवधि में उनकी प्रतिरक्षा प्रणाली में सुधार हुआ और वे स्थिर हो गईं और उन्होंने अपने शरीर में ऊर्जा पुनः प्राप्त

कर ली। वे हल्का आहार खाने लगीं और आसानी से हजम करने में सक्षम हो गई।

वे खड़ी होने और धीरे-धीरे चलने में सक्षम थीं। उन्हें अपने शरीर में सूजन और गंभीर दर्द से राहत मिल गयी थी। फेफड़ों में पानी कम हो गया था और वे सामान्य तरीके से साँस लेने में सक्षम थीं।

मैंने उन्हें सलाह दी कि वे बेहतर और थोड़ी तेजी से परिणाम प्राप्त करने के लिए 7 दिनों के अंतराल के साथ लाइट कीमोथेरेपी करा सकती हैं। लाइट कीमोथेरेपी कुछ कैंसर की कोशिकाओं को हटा और मार सकती है और जब यह मूत्र के साथ-साथ लिया जाता है तो कैंसर के इलाज के लिए मददगार और सहायक तरीका हो सकता है।

उन्होंने एक्शन कैंसर अस्पताल, दिल्ली में डा। हरि गोयल से परामर्श किया, जिन्होंने सुरेश रानी को देखा और वे उनके स्वास्थ्य में शारीरिक सुधार देख कर खुश थीं। डॉ। हरि गोयल के पर्यवेक्षण के अंतर्गत उन्होंने 26 सितंबर से सात दिनों के अंतराल के साथ उपशामक रसायन चिकित्सा आईएनजे. टैक्सॉल 130 मिग्रा ली.।

कीमोथेरेपी के दौरान वे अपनी बेटी का मूत्र पीती थीं और कीमोथेरेपी के 24 घंटे के बाद वे अपना ही मूत्र पीती थीं। कीमोथेरेपी के दौरान और कीमोथेरेपी के बाद उन्हें कमजोरी, थकान, अकड़न, और किसी भी अन्य की तरह की जटिलता के कोई साइड इफेक्ट भी नहीं लग रहे थे।उन्हें लगा कि वे ग्लूकोज/खून की बोतल लेने के लिए अस्पताल गयी थीं।

कीमोथेरेपी के दो चक्रों के बाद डॉक्टर, जिन्होंने उनकी जांच की, ने उन्हें बताया कि वे स्थिर हैं और उनके फेफड़े पूरी तरह से साफ हैं और इनमें कोई भी द्रव नहीं है। उन्होंने उन्हें कीमोथेरेपी के 12 चक्र जारी रखने की सलाह भी दी।

दिन ब दिन वे अपने शरीर में ऊर्जावान और सहनशक्ति और अपने स्वास्थ्य में सुधार महसूस कर रही थीं। उन्हें फेफड़ों में द्रव इकट्ठा होना, सांस में कठिनाई, श्वास, बेचैनी, उल्टी, कमजोरी, अंगों में सूजन और शरीर में गंभीर दर्द की सभी प्रमुख समस्याओं से उन्हें राहत मिली है। उनका एपेटाइट अच्छा है और वे भोजन को खाने और ठीक से पचाने में सक्षम

हैं। वे बैठने, खड़े होने और चलाने, सीढी चढ़ने और अपने घर में अपनी सामान्य कार्य करने में सक्षम हैं।

उन्होंने 25 सितंबर और 12 दिसंबर 2012 से उपशामक रसायन चिकित्सा आईएनजे। टैक्सॉल 130 मिलीग्राम के 12 चक्र लिए। उन्होंने 12 दिसंबर को छाती और फेफड़ों का स्कैन भी कराया। स्कैन रिपोर्ट देखने के बाद डा। हरि गोयल ने श्रीमती सुरेश रानी को यह सलाह दी कि उनकी छाती और फेफड़े पूरी तरह से साफ हैं। उन्होंने इसके आगे अंतिम परिणाम को देखने के लिए पीईटी स्कैन कराने का सुझाव दिया।

उन्होंने चंडीगढ़ में पीजीआईएमईआर कैंसर रिसर्च सेंटर के ऑन्कोलॉजिस्ट डॉ. गुरप्रीत सिंह, से परामर्श किया और 11/01/2013 को पी ई टी स्कैन कराया। पीईटी सीटी की रिपोर्ट से पता चला कि शरीर में सक्रिय कैंसर की कोई कोशिकाएं नहीं हैं और सभी कैंसर की कोशिकाएं मर चुकी हैं। रिपोर्ट बताती है कि वह सामान्य हैं और उन्हें कैंसर नहीं है।

एक्शन कैंसर अस्पताल, दिल्ली के ऑन्कोलॉजिस्ट डॉ. हरि गोयल और पीजीआईएमईआर, कैंसर रिसर्च सेंटर, चंडीगढ़ के डॉ. गुरप्रीत सिंह पीईटी सीटी के परिणामों को देख कर कि वे सामान्य हैं बहुत खुश और संतुष्ट हुए।

अधिकांश डॉक्टर और ऑन्कोलॉजिस्ट, जिन्होंने पीईटी सीटी की रिपोर्टों को देखा है परिणाम से हैरान हैं। इस तथ्य पर विश्वास नहीं कर पा रहे थे कि एक मरीज, जिसका स्तन कैंसर के अंतिम चरण के साथ निदान किया गया था, जो हड्डियों, फेफड़े और लिम्फ नोड्स तक फैल गया था, उसको ठीक किया जा सकता है।

श्रीमती सुरेश रानी जी रही हैं और उन्होंने 4 महीने (12 सितम्बर 2012 से 11 जनवरी 2013 तक) की एक छोटी सी अवधि में एक सकारात्मक रवैये के साथ मूत्र चिकित्सा अपनाने के द्वारा कैंसर के अंतिम चरण पर काबू पाया है। वे मूत्र चिकित्सा जारी रखे हैं। वे चुस्त और स्वस्थ हैं और अपनी सभी सामान्य गतिविधियों को कर रही हैं।

ऊपर के तथ्यों/विवरण की पुष्टि करती हैं:
श्रीमती रश्मि मो: 092179 63629 श्रीमती।
सुरेश रानी की बेटी।
E-mail: nkj_24@yahoo.com

मूत्र चिकित्सा के प्राकृतिक लाभ

उपचार के पहले पीईटी-सीटी रिपोर्ट

RAJIV GANDHI CANCER INSTITUTE AND RESEARCH CENTRE

IMAGING SCIENCES:
X-RAY/US/CT/PET/MRI/NM

Sector 5, Rohini, Delhi- 110085
Tel. 47022222 (30 lines), 27051011-15
Fax : 91-11-27051037

PET-CT REPORT

OrderNo	: DIRRGCI890166	Order Date	: 23-Jul-2012 03:08PM
CR. No.	: 146393	Age/Sex	: 54 YR(S)/F
Name	: SURESH RANI	Study Date	: 24-Jul-2012 05:09PM
Referred By	:	Status	: OPD

PT Report

Purpose of Scan:
Rxed case of Ca left breast. Post OP/RT (2000). Now with left pleural effusion. For evaluation
Ref.:PET/2530/12

POSITRON EMISSION TOMOGRAPHY AND DIAGNOSTIC CT:
296-370 MBq 18F-FDG was administered I.V.& Images were taken after 1hr. from skull base to mid thigh. IV contrast was given. Diagnostic CT Chest was done. Images of the brain were also acquired.

Finding:
Metabolically active lymphnodes are seen in prevascular, pretracheal, AP window, subcarinal, bilateral hilar and left paraaortic regions. Right supraclavicular region shows evidence of few air pockets.

Metabolically active sclerotic lesions are seen in sternum, left 1st and 10th ribs, few dorso-lumbar vertebrae, sacrum, right acetabulum, left femur, right iliac bone and bilateral pubic bone.

Left adrenal shows metabolically active nodule.

Metabolically active left pleural thickening is seen. Mild left pleural effusion is seen.

Both lungs are normal. Trachea and main stem bronchi are normal.
No right pleural / pericardial effusion is seen.

Rest of the body including brain shows normal physiological tracer uptake.

Impression:
Metabolically active, lymphnodal, bony, left adrenal involvements with pleural effusion as described.

DR.VISHU / DR.ANKUR:
S.R.NUCLEAR MEDICINE

DR.S.A.RAO:
Sr.CONSULTANT RADIOLOGY

DR.P.S.CHOUDHURY:
DIRECTOR NUCLEAR MEDICINE

DR.A.K.CHATURVEDI:
DIRECTOR RADIOLOGY

This Report has been Approved by : DR. VISHU/DR. ANKUR on 25-Jul-2012 03:51PM
This Report has been Validated by : Dr.P.S.Choudhury / Dr. A.K. Chaturvedi / Dr.S.A.Rao on 25-Jul-2012 03:51PM
This is an Electronically Generated Report and Needs No Signature.
Any Alternations will make the Report Void.

Entered By : REENA CHHARI   Printed By : REENA CHHARI

जगदीश आर. भूरानी

बायॉप्सी की रिपोर्ट

RAJIV GANDHI CANCER INSTITUTE AND RESEARCH CENTRE

Sector 5, Rohini, Delhi- 110085
Tel: 47022222 (30 lines), 27051011-15
Fax : 91-11-27051037

IMAGING SCIENCES:
X-RAY/US/CT/PET/MRI/NM

PET-CT REPORT

OrderNo : DIRRGCI890166	Order Date	: 23-Jul-2012 03:08PM
CR. No. : 146393	Age/Sex	: 54 YR(S)/F
Name : SURESH RANI	Study Date	: 24-Jul-2012 05:09PM
Referred By :	Status	: OPD

PT Report

Purpose of Scan:
Rxed case of Ca left breast. Post OP/RT (2000). Now with left pleural effusion. For evaluation
Ref.:PET/2530/12

POSITRON EMISSION TOMOGRAPHY AND DIAGNOSTIC CT:
296-370 MBq 18F-FDG was administered I.V.& Images were taken after 1hr. from skull base to mid thigh. IV contrast was given. Diagnostic CT Chest was done. Images of the brain were also acquired.

Finding:
Metabolically active lymphnodes are seen in prevascular, pretracheal, AP window, subcarinal, bilateral hilar and left paraaortic regions. Right supraclavicular region shows evidence of few air pockets.

Metabolically active sclerotic lesions are seen in sternum, left 1st and 10th ribs, few dorso-lumbar vertebrae, sacrum, right acetabulum, left femur, right iliac bone and bilateral pubic bone.

Left adrenal shows metabolically active nodule.

Metabolically active left pleural thickening is seen. Mild left pleural effusion is seen.

Both lungs are normal. Trachea and main stem bronchi are normal.
No right pleural / pericardial effusion is seen.

Rest of the body including brain shows normal physiological tracer uptake.

Impression:
Metabolically active, lymphnodal, bony, left adrenal involvements with pleural effusion as described.

DR.VISHU / DR.ANKUR:
S.R.NUCLEAR MEDICINE

DR.S.A.RAO:
Sr.CONSULTANT RADIOLOGY

DR.P.S.CHOUDHURY:
DIRECTOR NUCLEAR MEDICINE

DR.A.K.CHATURVEDI:
DIRECTOR RADIOLOGY

This Report has been Approved by : DR. VISHU/DR. ANKUR on 25-Jul-2012 03:51PM
This Report has been Validated by : Dr.P.S.Choudhury / Dr. A.K. Chaturvedi / Dr.S.A.Rao on 25-Jul-2012 03:51PM
This is an Electronically Generated Report and Needs No Signature.
Any Alternations will make the Report Void.

Entered By : REENA CHHARI   Printed By : REENA CHHARI

मूत्र चिकित्सा के प्राकृतिक लाभ

12 साइकिल की कीमोथैरेपी के बाद डिस्जार्च रिपोर्ट

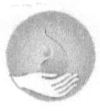
Action Cancer Hospital

Name   : SURESH RANI   IP No : 11640   CR No 12384   D.O.A : 12/12/2012 11:01AM
Relative   : W/O ASHOK KUMAR   Age   : 54 Years Sex : Female   D.O.D : 12/12/2012 03:24AM
Address   : C-30 DELHI CITY APP. SEC-13 ROHINI   Area : ROHINI
Phone   : Ph 9310096450
Doctor   : Dr. Dr.Hari Goyal,Dr.VIKAS DUA   Unit : HG UNIT
Room No   : DC-3

Discharge Summary

1. DIAGNOSIS:- METASTASIS CARCINOMA BREAST, ON PALLIATIVE CHEMOTHERAPY.

2. KNOWN ALLERGIES:- No known drug allergies

3. BRIEF SUMMARY OF CASE:- Mrs. Suresh Rani 54 years old normotensive, nondiabetic female is a diagnosed case of Carcinoma breast. She underwent Surgery in 2001 followed by 6 cycles of chemotherapy using CMF regimen followed by 5 yrs of Tamoxifen(ER/PR were negative) Patient developed breathlessness in july 2012 and found to have large pleural effusion. She was further investigated and found to have Right supraclavicular node. Biopsy was perfomed and reported as +ve for metastasis Carcinoma. Pleural fluid was also reported postive for malignant cells. The tissue was reported +ve for ER/PR & HER -2-NEU (3+). **PET-CT** revealed extensive disease. After that no treatment was taken and received alternative treatment. Patient had rapidly refilling effusion. The prognosis of metastasis disease was explained in detail. Option of oral Xeloda/weekly taxol or hormones was given. In view of grossly symptomatic disease,it was planned to give weekly taxol.

Presently she was admitted for **12th cycle** of chemotherapy which she received with prehydration, posthydration and antiemetics on **12/12/2012**. She tolerated the treatment well and now she is being discharged in a stable condition.

4. PAST HISTORY: - No h/o HTN/DM/CAD/COPD.

5. EXAMINATION:- Patient Conscious, Oriented, Afebrile, BP-120/70mmHg, PR-70/min, RR-20/min, PS-2, Chest - no added sound, CVS-S1S2+, P/A- Soft, BS+.

6. INVESTIGATIONS: - Lab report attached.

7. COURSE DURING HOSPITAL STAY:-

Medicine Given:- Inj. Taxol 130mg with other supportive care.

8. CONDITION ON DISCHARGE:- Satisfactory.

9. TREATMENT ADVICE:-
TAB. LIZOLID 600mg TWICE DAILY FOR 5 DAYS.
TAB. VOVERAN TWICE DAILY FOR 5 DAYS.
TAB. PAN D TWICE DAILY FOR 5 DAYS.
TAB. LARPOSE 1mg FOR 3 DAYS AT NIGHT.
CAP. BECOSULE Z ONCE DAILY FOR 7 DAYS.
TAB. FOLVITE ONCE DAILY FOR 7 DAYS.
PLENTY OF ORAL FLUID.

A-4, Paschim Vihar, New Delhi-110063   Tel.: +91 11 4922 2222   E-mail : ach@actionhospital.com
                                          Fax.: +91 11 4502 4287   Website : www.actionhospital.com

A Unit of Manav Seventh Trust

जगदीश आर. भूरानी

उपचार के बाद पीईटी-सीटी रिपोर्ट

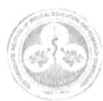

**Positron Emission Tomography Centre
Department of Nuclear Medicine,
PGIMER, Chandigarh – 160 012, Tel: 0172 2756719**

Name:	Suresh Rani	PET No:	8112/13
Age/Sex:	54/Female	CR No	1085901
Ref/Dept:	General Surgery	Date:	11/01/2013

PET-CT Report

Clinical Indication: K/C/O Ca breast ; Left segmental mastectomy - 16/5/2000; CT - 6 cycles & RT 2000; c/o breathlessness - 2012 : Evaluation : pleural effusion; PET outside (24/7/12): lymph nodal, bony and left adrenal involvement. CT - 12 cycles, last on 12/12/12; PET for CT response.

Technique: Whole body images (base of skull to mid thigh) were acquired in 3-D mode 60 min after i.v. injection of 370 MBq of F18-FDG using a dedicated BGO PET-CT scanner. Oral contrast diluted with water was given. Reconstruction of the acquired data was performed so as to obtain fused PET-CT images in transaxial, coronal and sagittal views.

Findings: No abnormal FDG uptake noted in the left breast. No abnormal FDG uptake is noted in the bilateral axillary, internal mammary and supraclavicular regions.

A non FDG avid irregular soft tissue lesion (measuring ~ 2.4 X 2.1 cm) is noted in the subareolar region of the right breast.

Non FDG avid multiple sclerotic foci are noted in the following sites:

--Multiple cervical and dorsolumbar vertebrae
--Sternum
--Multiple bilateral ribs
--Bilateral iliac bones, right ischial tuberosity and bilateral pubic bones
--Sacrum

Note is made of faintly FDG avid moderate left pleural effusion with atelectasis of the underlying segments. Note is made of non FDG avid GGOs in the both lung fields. No abnormal thickening of the pleura is noted.

Note is made of fatty liver with physiological FDG uptake.

Faint FDG uptake is noted in the medial limb of the left adrenal.

FDG uptake is noted in the brown adipose tissue in the neck and thorax – physiological.

Physiological tracer uptake is noted in liver, spleen and rest of the visualised organs.

Impression: Non-FDG avid lesion in the right breast - suggest mammography / FNA correlation.

Non FDG avid left pleural effusion and skeletal lesions and faintly FDG avid left adrenal lesion as described. Compared to the PET printout images of previous study, there appears to be response to chemotherapy.

Consultant   Senior Resident

पेट का कैंसर

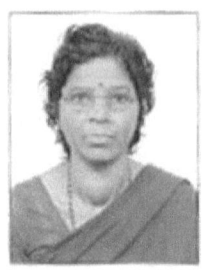

विनोदा शेट्टी

दिनांक 23-10-2011

यह किसी के लिए भी चिंता का विषय हो सकता है मेरी मां श्रीमती विनोदा शेट्टी (स्त्री), उम्र 55 वर्ष को पेट का दर्द और गैस की समस्या रहती थी, और उन्होंने पिछले तीन वर्षों में कई चिकित्सकों को दिखाया। तमाम गोलियां लेने के बाद भी घो ठीक नहीं हो रही थीं। अगस्त 2010 के महीने में काव्या डायग्नॉस्टिक सर्विसेस प्राइवेट लिमिटेड, बेंगलुरु में उनका पूरा मेडिकल चेकअप, एंडोस्कोपी और बायोप्सी परीक्षण हुआ और तब पता चला कि उन्हें पेटा का कैंसर "कार्सिनोमा स्टमक" है।

जांच को पक्का करने के लिए फादर मुलर मेडिकल कॉलेज, मेंगलूर में उनकी छाती, पेट और श्रोणि का सीटी स्कैन कराया गया। रिपोर्ट आने के बाद डॉक्टरों ने उनको तीन चक्र की कीमोथेरेपी और फिर सर्जरी कराने की सलाह दी। डॉक्टर की सलाह पर उन्होंने सितंबर, अक्टूबर और नवंबर 2010 में तीन चक्र वाली कीमोथेरेपी अपनायी। कीमोथेरेपी के बाद उन्हें न्यूट्रोपीनिया (कीमोथेरेपी के साइड इफेक्ट) जिसमें उन्हें उल्टी, थकान, बुखार, स्रो ब्लड शुगर, सफेद रक्त कोशिकाओं की कमी और चेहरे व शरीर के अन्य भागों में सूजन के कारण फिर से अस्पताल में भर्ती कराया गया।

कीमोथेरेपी के तीन चक्र पूरे करने के बाद नवंबर 2010 में एक बार फिर उनकी एंडोस्कोपी, हिस्टोपैथेलॉजी, बायॉप्सी और सीटी स्कैन कराया गया। परिणाम में कोई भी सुधार नहीं दिखे। फादर मुलर अस्पताल के डॉक्अरों ने कहा कि अब सिर्फ सर्जरी ही एक मात्र रास्ता बची है, जिसमें पूरे पेट को हटा दिया जायेगा, और उसके बाद फिर से कीमोथेरेपी होगी। डॉक्टरों ने यह भी सलाह दी कि इन सबके बाद भी ठीक होने के चांस सिर्फ 50 प्रतिशत ही हैं।

जब मैं मेंगलूर में थी, तब मैं श्री जगदीश भुरानी के संपर्क में आयी और मैंने उन्हें अपनी मां की पूरी केस हिस्ट्री बतायी और उन्हें सारी रिपोर्ट दिखायीं।

उन्होंने मुझे मूत्र चिकित्सा के लाभ के बारे में विस्तार से बताया और साथ में यह आश्वस्त किया कि मेरी मां को सभी रोगों से छुटकारा मिल जायेगा और वो फिर से सामान्य जीवन जी सकेंगी वो भी बिना किसी सर्जरी या कीमोथेरेपी के। किसी तरह मैंने अपनी मां को मनाया कि उन्हें मूत्र चिकित्सा से गुजरना होगा और मैंने उन्हें इसके लाभ बताये।

मेरी मां ने 16-12-2010 को मूत्र चिकित्सा की शुरुआत की और 30 दिनों के बहुत थोड़े से समय में उनके अंदर परिवर्तन दिखाई देने पड़ा। देखते ही देखते उनकी सभी गंभीर समस्याओं से निजात मिलाने लगा। पेट में दर्द, जलन, गैस की समस्या, मुंह व शरीर के अन्य भागों में सूजन, आदि खत्म हो गई। वो ऊर्जावान हो गई और वो अपने सामान्य कार्य करने लगीं। और उन्होंने खुशी-खुशी इस चिकित्सा को जारी रखा। उनके सिर पर बाल बढ़ने लगे, जो उन्होंने कीमोथेरेपी की पहली साइकिल में खो दिये थे।

इस दौरान न तो मैं और न मेरी मां श्री जगदीश भुरानी से निजी तौर पर मिले। हम उनसे सिर्फ फोन पर ही संपर्क में रहे और उनकी सलाह के अनुसार मूत्र चिकित्सा के सभी निर्देशों का पालन करते रहे। वो पूरी तरह डाइट पर थीं और दो बार मूत्र लेती रहीं। दिन में वो मूत्र से गीला कपड़ा रखती और रोजाना दिन भर में करीब 3 लीटर मूत्र पीती रहीं।

मूत्र चिकित्सा के पांच महीने पूरे होने के बाद अगस्त 2011 में फादर मुलर मेडिकल कॉलेज एंड हॉस्पिटल, मेंगलूर में उन्होंने एक बार फिर से

सीटी स्कैन और रक्त परीक्षण कराया और वहां के ऑन्कोलॉजिस्ट डॉ. दिनेश सेठ से सलाह ली। डॉ. सेठ ने उनसे कहा कि अब उनकी तबियत सामान्य है और उनके पेट की बीमारी बाकी अंगों में नहीं फैल रही है। उन्होंने मेरी मां को मूत्र चिकित्स जारी रखने की सलाह दी।

सर्विसेस प्राइवेट लिमिटेड, बेंगलुरु में 10-08-2011 को उनकी एंडोस्कोपी व अन्य जरूरी रक्त परीक्षण कराये। यद्यपि एंडोस्कोपी की रिपोर्ट में पहली वाली रिपोर्ट की तुलना में ज्यादा अंतर नहीं दिखा, लेकिन रक्त परीक्षण, हेमाटोलॉजी, बायोकेमिस्ट्री और अन्य रिपोर्ट नॉर्मल रेंज में निकलीं।

11-10-2011 को हमने समय लेकर एचसीजी कैंसर हॉस्पिटल बेंगलुरु के सीईओ व ऑन्कोलॉजिस्ट डॉ. बी एस अजय कुमार को दिखाया। डॉ. बी एस अजय कुमार ने कहा कि अब उनकी हालत स्थिर है और वे मूत्र चिकित्सा जारी रख सकेंगे।

वो बिना सर्जरी कराये ही वो जीवित हैं। न तो उनका पेटा निकाला गया, जिसकी सलाह डॉक्टरों ने शुरुआत में दी थी। अगर वो सर्जरी कराती, तो क्या होता? तो उन्हें बिस्तर पर पूरी तरह आराम करना पड़ता और शारीरिक दर्द भी झेलना पड़ता तब वो क्या करतीन, यह बताना मुश्किल होगा। अब वो पिछले 10 महीने से मूत्र चिकित्सा अपना रही हैं, वह अब उनका स्वास्थ्य भी स्थिर है। मूत्र चिकित्सा अपनाने के बाद वो अब तक परामर्श के लिए किसी डॉक्टर के पास या अस्पताल नहीं गईं।

मूत्र चिकित्सा के लाभों को निजी तौर पर जानने के बाद मैंने कुछ लोगों को इसका सुझाव दिया, जो कैंसर या अन्य बीमारियों से ग्रसित थे। ताकि वे अधिक खर्च किये बिना ही मूत्र चिकित्सा के लाभ प्राप्त क्र सकें और पीड़ाओं से मुक्ति पा सकें। मैं मीडिया और सामाजिक संगठनों से अनुरोध करना चाहूंगी कि वे मानवजाति की सेवा के लिए मूत्र चिकित्सा के बारे में लोगों को जागरूक करें।

विजयलक्ष्मी शेट्टी
E-mail - vijilshetty@yahoo.com
Mobile: 092411 48356

यह पत्र विजयलक्ष्मी के अंग्रेजी में पत्र का अनुवाद है।

श्रीमती विनोदा शेट्टी की एंडोस्कोपी रिपोर्ट - कार्सिनोमा स्टमक

KANVA DIAGNOSTIC SERVICES PVT LTD.
NO. 2/10, Dr. Rajkumar Road, 4th N Block, Rajaji Nagar, Bangalore - 560010

Patient Name	MRS VINODHA	Age	48 years
Patient I D	K635243	Sex	F
Ref.By Doc	Dr. JANARDHAN R	Visit Date	24-Aug-10

UPPER GI ENDOSCOPY REPORT:

INDICATION : Pain abdomen and hemetemesis

FINDINGS :

ESOPHAGUS: Normal. No erosions or hiatus hernia.

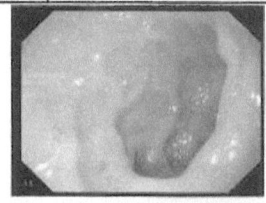

STOMACH:

Ulcerative type of growth seen involving the mid body circumferentially with narrowing. Lesion extends proximally along the lesser curve upto the GE junction. Multiple biopsies taken.

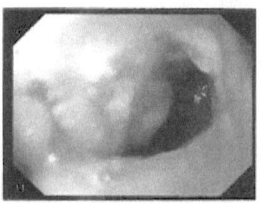

DUODENUM:

CAP : Normal. No ulcer.

DII : Normal.

IMPRESSION : CARCINOMA STOMACH

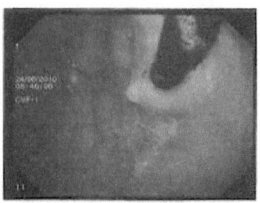

IMAGES:

1. DUODENAL CAP

2. GROWTH

3. FUNDUS

4. ESOPHAGUS

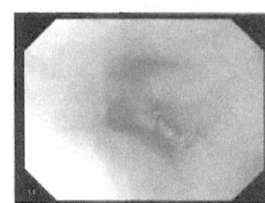

DR.ANAND DOTIHAL,
MD (PGI, CHANDIGARH), DM (DELHI).,
CONSULTANT GASTROENTEROLOGIST

मूत्र चिकित्सा के प्राकृतिक लाभ

हिस्टोपैथालोजी रिपोर्ट

KANVA DIAGNOSTIC SERVICES PVT LTD
No. 2/10, Dr. Rajkumar Road, 4th N Block,
Rajajinagar, Bangalore- 560010
Phone: 080 – 2313 3838 / 39 /40/41/42/43, 2313 4846, 23134847
Fax: 080 – 2313 3844 E-mail:dr.venkatappa@kanvadiagnostic.com.
Website. www.kanvadiagnostic.com

Patient Name	Mrs. Vinodha	Age	48 Yrs
Patient I.D.	K635278	Sex	Female
Ref By Doc	Dr. Janardhan R	Date	26/08/2010

HISTOPATHOLOGY REPORT

HPE NO : 843 /2010

SPECIMEN : BIOPSY FROM STOMACH

GROSS EXAMINATION:

Specimen consists of multiple tiny grey white soft tissue bits altogether measuring < 0.5 cms.

MICROSCOPIC EXAMINATION:

Section studied is showing mucosa of the stomach with infiltrating tumour .the tumour is composed of cells arranged in diffuse sheets. The cells are round to columnar having hyperchromatic to vesicular nuclei with nucleoli and moderate amount of cytoplasm. the cells show moderate degree of nuclear pleomorphism with occasional atypical mitosis. There is moderate mixed inflammatory cellular infiltration. Rest of the mucosa and lamina propria is unremarkable.

IMPRESSION: HISTOPATHOLOGICAL FEATURES ARE SUGGESTIVE OF POORLY DIFFERENTIATED ADENOCARCINOMA - STOMACH.

ENCL: ONE SLIDE & BLOCKS
PRESERVE THEM CAREFULLY

Dr. Swarna Shivakumar
MBBS, MD
Pathologist

सी.ई.सी.टी चेस्ट, एब्डोमेन एंड पेलविस

FATHER MULLER MEDICAL COLLEGE HOSPITAL
(A Unit of Father Muller Charitable Institutions)
Father Muller Road, Kankanady, Mangalore - 2, India
Phone: 0824-2436301, 2238175   Web: www.fathermuller.com
MR - 33

DEPT. OF RADIO-DIAGNOSIS & IMAGING

NAME : MRS.VINODA SHETTY   AGE: 55 YRS

REF.BY:DR.ROHANGATTY   DATE:16-9-2010

WARD : OP   IP NO :

C.E.C.T. CHEST, ABDOMEN & PELVIS

STOMACH, BOWEL & MESENTRY: Wall thickening seen involving the gastro oesophageal junction and extending along the lesser curvature into the mid body of stomach.

LIVER: The liver is normal in size and shows homogenous parenchymal tissue density. There is no evidence of intrahepatic biliary dilatation. No evidence of focal lesion.

GALL BLADDER: Normal. No calculi.

PANCREAS: The pancreas has a normal size and configuration. The tissue attenuation pattern is normal and there is no evidence of any diffuse or focal pathology. The pancreatic duct is not dilated and there are no pancreatic calculi.

ADRENALS: Both adrenals are normal in size and enhancement.

SPLEEN : Normal in size and show no focal lesion.

KIDNEYS: Both kidneys are normal in size. There is no evidence of calyceal dilatation or calculi.

LYMPHADENOPATHY: Few small and periportal lymphnodes seen. Few pre tracheal and prevascular lymphnodes seen.

FREE FLUID:- Nil

सी.ई.सी.टी चेस्ट, एब्डोमेन एंड पेलविस- पृष्ठ 2

FATHER MULLER MEDICAL COLLEGE HOSPITAL
(A Unit of Father Muller Charitable Institutions)
Father Muller Road, Kankanady, Mangalore - 2, India
Phone: 0824-2436301, 2238175   Web: www.fathermuller.com
MR - 33

DEPT. OF RADIO-DIAGNOSIS & IMAGING

BLADDER: Bladder have a normal anatomical configuration. There is no evidence of any intraluminal pathology or thickening of its walls.

UTERUS AND OVARIES: No obvious pathology.

INGUINAL ORIFICES: Normal

ABDOMINAL WALL: Normal

VISUALISED BONES : Normal

Chest:

LUNGS: Both the lungs show a normal bronchial and vascular branching pattern. There is no evidence of any parenchymal lesion.

PLEURA: No evidence of pleural thickening/calcification.

CARDIA & GREAT VESSELS: The heart and mediastinal vascular structures have a normal anatomical configuration. The thoracic aorta and its branches are normal and show no evidence of calcification.

THYROID: Is diffusely enlarged in size.

VISUALISED BONES: The visualized bones of the chest wall and the dorsal spine appears normal.

IMPRESSION:

KNOWN CASE OF CA STOMACH; PRESENT CT SHOWS:
- WALL THICKENING INVOLVING THE GASTRO OESOPHAGEAL JUNCTION AND EXTENDING ALONG THE LESSER CURVATURE INTO THE MID BODY OF STOMACH.
- ENLARGED THYROID.

DR. SAJAN JOY ANDREWS
M.D., D.N.B, F.R.C.R.

कीमोथैरोपी के 6 चक्र की आवश्यकता और कीमत एक लाख रुपए

FATHER MULLER CHARITABLE INSTITUTIONS
Father Muller Road, Kankanady, Mangalore - 575 002, India.

UNITS: Father Muller Multi-speciality Hospital, Homoeopathic Hospital, Homoeopathic Pharmaceutical Division, St Joseph's Leprosy Hospital, Rehabilitation Unit, Father Muller Medical College, Father Muller Homoeopathic Medical College, Father Muller College of Nursing, Father Muller School of Nursing and Father Muller Institute of Para-medical Courses.

Tel : (0824) 2238000
(0824) 2436301-3

Fax : (0824) 2436561, 2437402
E-mail : muller@bsnl.in
Website : www.fathermuller.com

ESTD 1880

Ref. No. : ....
Date : 12/10/2010

TO WHOM SO EVER IT MAY CONCERN

This is to certify that Mrs. Vinoda Shetty, aged 55 years, W/o Sanjeeva Shetty, resident of Sandolika Hadi house, Inna post, Karkala, is suffering from carcinoma stomach. She requires 6 cycles of chemotherapy Docetaxel + cisplatin. Total cost of chemotherapy will be approximately Rs.1,00,000 (Rs one lakh only).

Dr. Dinesh shet
Medical Oncologist
Father Muller Oncology Centre

Medical Oncologist
Father Muller Medical College Hospital
Kankanady, Mangalore-2

सर्जरी की आवश्यकता और कीमत दो लाख रुपए

FATHER MULLER CHARITABLE INSTITUTIONS

Father Muller Road, Kankanady, Mangalore - 575 002, India.

UNITS: Father Muller Multi-speciality Hospital, Homoeopathic Hospital, Homoeopathic Pharmaceutical Division, St Joseph's Leprosy Hospital, Rehabilitation Unit, Father Muller Medical College, Father Muller Homoeopathic Medical College, Father Muller College of Nursing, Father Muller School of Nursing and Father Muller Institute of Para-medical Courses.

Tel : (0824) 2238000
(0824) 2436301-3

Fax : (0824) 2436661, 2437402
E-mail : muller@bsnl.in
Website : www.fathermuller.com

ESTD 1880

Ref. No. : ....

Date : 19/10/2010

TO WHOM SO EVER IT MAY CONCERN

This is to certify that Mrs.Vinodha Shetty, aged 55 years, W/o Sanjeeva Shetty, resident of Sandolika Hadi house, Inna post, Karkala, is suffering from carcinoma stomach. She requires surgery after chemotherapy. The cost of surgery will be approximately Rs.2,00,000 (Rupees two lakhs only).

Dr.Rohanchandra Gatty.M.S, M.Ch
Surgical Oncologist
Fr.Muller Oncology Centre
Mangalore

Surgical Oncologist
Father Muller Medical College Hospital
Kankanady, Mangalore-2

पैपलरी एडीनोकार्सिनोमा (गर्भाशय का कैंसर)

गर्भाशय का कैंसर श्रीमती ममता, उम्र 28 साल, विभिन्न समस्याओं के लिए अस्पताल में भर्ती हुई थीं और उन्हें निम्न सर्जरी से गुजरना पड़ा :

क) स्लैगिंग लैप्रोटॉमी (ओवेरियन ट्यूमर)

ख) टोटल एब्डॉमिनल हिस्टरेक्टॉमी (गर्भाशय को हटाना)

ग) बाईलेटिरला सालिफगो ओहरेक्टॉमी (दोनों अंडाशय हटाना)

घ) इंफ्रा कोलिक अमेनेक्टॉमी एंड एपेंडेक्टॉमी (एपॅटिक्स का हटाना)

जांच और विभिन्न परीक्षणों के बाद उनकी रिपोर्ट इस प्रकार आयी- "पैपलरी एडेनोकार्सिनोमा" यानी गर्भाशय का कैंसर डॉक्टरों ने उन्हें हर पंद्रह दिन में छह बार तीन महीने तक कीमोथेरेपी अपनाने की सलाह दी। सर्जरी के बाद उनके पेट में दर्द था, शरीर में कमजोरी और चलने में कठिनाई थी। मूत्र के निस्तारण के वक्त खून भी बह रहा था, जो कि नियंत्रित नहीं हो रहा था।

उन्होंने नवम्बर 2009 में मूत्र चिकित्सा शुरू कर दी और सभी गोलियां खानी बंद कर दी। 10 दिनों की छोटी अवधि के भीतर रक्तस्राव पूरी तरह बंद हो गया, उन्हें पेट के दर्द, कमजोरी, रक्तस्राव और अन्य समस्याओं से छुटकारा मिल गया, और वे फिर से आसानी से चलने लगीं।

उन्होंने 3 महीने के लिए उचित विधि में इलाज जारी रखा और इस अवधि के दौरान उन्हें उनके सारे कष्टों से राहत मिली और उन्होंने अपने शरीर में सहनशक्ति प्राप्त की थी।

हालांकि नवंबर 2009 में चिकित्सक ने उन्हें कीमोथेरपी से गुजरने की सलाह दी थी, वे कीमोथेरेपी या कोई अन्य उपचार लेने के बिना जीवित हैं। वे चुस्त और स्वस्थ हैं और बिना समस्या के अपनी दिनचर्या की

गतिविधियों को कर रही हैं। उनके बाल भी मजबूत हो गए हैं और पहले की तुलना में 9" तक बड़े हो गए हैं।

मूत्र चिकित्सा अपनाने के बाद वे चुस्त और स्वस्थ हैं और वे आज तक किसी चिकित्सक के पास या किसी अस्पताल नहीं गई हैं।

बेंगलुरू
08-11-2010

मैं ममता 29 साल की हूँ। मेरे पित्ताशय में 12 सेमी का पुटीय द्रव्यमान था। 21 अक्टूबर 2009 को मेरा ऑपरेशन हुआ। मेरा गर्भाशय निकाल दिया गया, दोनों अंडाशय निकाले गये और परिशिष्ट भी। उसके बाद रिपोर्ट, डिम्बग्रंथि के कैंसर के रूप में आयी। डॉक्टर ने मुझे "कीमोथेरेपी" के 6 चरणों से गुजरने की सलाह दी।

मैं पूरी तरह अचेत हो गयी, मुझे लगा जीवन समाप्त हो गया। माँ ने मुझे श्री जगदीश भुरानी के बारे में बताया। मैं और मेरे पति उनसे व्यक्तिगत रूप से मिलने गये। उन्होंने हमें मूत्र चिकित्सा के लाभ और आहार की उचित विधि, मालिश करने के तरीके और मूत्र से गीला पैक रखने के बारे में बताया। सर्जरी से पहले और बाद में मेरे पेट में दर्द था और मैं बहुत कमजोर हो गई थी और स्वतंत्र रूप से चलने में सक्षम नहीं थी। मूत्र करते वक्त खून भी आता था।

मैंने मूत्र चिकित्सा शुरू की तो सारी दवाएं बंद कर दी। एक शायद एक सप्ताह के अन्दर दर्द खत्म हो गये। खून बहना बंद हो गया। मैं मजबूत महसूस कर रही थी। मैंने 3 महीने के लिए इस इलाज को जारी रखने का निर्णय लिया। मैने वैसा ही किया और अब मैं तन्दुरुस्त और स्वस्थ हूँ। मुझे रसायन चिकित्सा के लिए नहीं गुजरना पड़ा। अब मेरे बाल भी लंबे हो गए हैं। लगभग कहिए 9"से 10" तक। मैं भगवान को धन्यवाद करती हूं कि उसने मुझे इस तरह के व्यक्ति को दिखया और मै अपनी माँ को भी धन्यवाद करती हूं।

काश अगर मैं श्री जगदीश भुरानी के साथ संपर्क में पहले आयी होती, तो मेरी शल्य चिकित्सा नहीं हुई होती। इतना पैसा बच जाता। मैं कैंसर से

पीड़ित लोगों को सुझाव दूंगी कि वे सर्जरी के बजाय इसे अपनाएं, जिस पर कुछ भी खर्च नहीं होता। (ममता)

नोट - ममता द्वारा अंग्रेजी में पत्र का अनुवाद।

चिकित्सक की रिपोर्ट - सर्जरी एवं कीमोथैरेपी के सुझाव

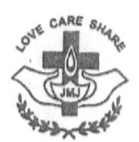

ST. PHILOMENA'S HOSPITAL
No. 4, Campbell Road
Viveknagar P.O., Bangalore - 560 047.
Ph : 4016 4300
Fax : 2557 5704
E-mail : stphilomenashospital@vsnl.net

To whomever so it may concern

This is certify that Mrs Mamtha J.S. 28 yrs underwent surgery (Staging Laparotomy) for Ovarian tumor on 21.10.09. Total abdominal hysterectomy c̄ Bilateral salpingo oophorectomy c̄ infra colic omentectomy & appendectomy were performed. Histopathological report came as papillary serous cystadeno carcinoma.

डॉक्टर की रिपोर्ट:- सर्जरी एवं कीमोथैरेपी की जरूरत

She needs chemotherapy
ath surgery. This is for
you kind information.

7/11/09
St Philomenas
Hospital.

Sushenas
For Dr Shylaja

ST. PHILOMENA'S HOSPITAL
NO. 4, Campbell Road,
Viveknagar P. O.
BANGALORE - 560 047.

रोगियों की केस हिस्ट्री जिन्होंने प्राप्त किया मूत्र चिकित्सा से लाभ

डा. के. सी. बल्लाल: "डा. बल्लाल की आयूर केयर क्लीनिक, पुराने रोगों से ग्रसित अपने रोगियों को 1995 से मेरे पास आने की सलाह देते आ रहे हैं। उन सभी ने इस उपचार से लाभ प्राप्त किए हैं। (डा. बल्लालः मो नं. 09900567924)

3. **पित्ताशय में पत्थर-** श्री रामकृष्ण रेड्डी (पुरुष): उम्र 55 वर्ष, पेट में तीव्र एवं गंभीर दर्द से पीड़ित थे। उस तीव्र दर्द के कारण वे खड़े नहीं हो पाते थे है, बैठ व सो नहीं पाते थे। उन्हें बेंगलुरू और हैदराबाद में विभिन्न अस्पतालों में भर्ती कराया गया था। स्कैनिंग और पूरे चेकअप के बाद डॉक्टरों ने बताया कि उनके पिताशय में एकाधिक पत्थर हैं और उन्हें "पित्ताशय" हटाने की सलाह दी गई।

मेरी सलाह पर श्री रामकृष्ण रेड्डी ने सितंबर 2006 में "मूत्र चिकित्सा" शुरू कर दी। उन्होंने महसूस किया कि उनका गंभीर दर्द धीरे-धीरे दिन ब दिन कम होता गया और दर्द 7 दिनों के भीतर पूरी तरह से बंद हो गया। उन्होंने 60 दिनों के लिए इलाज जारी रखा, और उसके बाद हैदराबाद गए और स्कैनिंग व पूरी जांच के लिए फिर से अस्पताल में भर्ती हुए। जिन डॉक्टारों ने उनकी बीमारी के बारे में बताया था व जांच की थी। वे पित्ताशय में पत्थर का एक भी निशान न देखकर चकित थे। आखिरकार डॉक्टरों ने उन्हें सलाह दी कि सर्जरी की आवश्यकता नहीं है।

4. **मोटर नयूरोन रोग** - श्री श्रीचंद (पुरुष) उम्र 58 वर्षः पिछले तीन साल से मोटर न्यूरॉन रोग (एमएनडी) से पीड़ित थे। चिकित्सक की सलाह पर वो 12 गोलियां प्रतिदिन लेते थे और उसके बावजूद दिन ब दिन उनका स्वास्थ्य गिरता जा रहा था। तीन साल की अवधि के दौरान उनकी प्रतिरक्षा प्रणाली, नसें और कधे से नीचे की मांसपेशियां धीरे-धीरे कमजोर हो गईं।

हाथों और पैरों के सभी जोड़ कठोर और निष्क्रिय हो गए और वो चलाने व अपनी उंगली, हाथ व पैर उठाने में अक्षम हो गए। स्वास्थ्य में गिरावट और कमजोरी के कारण उन्होंने अपनी मांसपेशियों को जैसे खो दिया था।

मेरी सलाह पर स्वर्गीय श्री श्रीचंद ने नवंबर 2006 में मूत्र चिकित्सा शुरू कर गोलियाँ लेनी बंद कर दीं। 10 दिन के छोट से अंतराल में वह अपने शरीर में ऊर्जा महसूस करने लगे। उनके स्वास्थ्य में गिरावट बंद हो गई और उनके प्रतिरक्षण तंत्र में धीरे-धीरे दिन ब दिन सुधार होने लगा। उनके हाथ एवं पैरों के सभी कड़े जोड़ ढीले पड़ गए और चलने लगे। उनके तंत्रिका तंत्र में सुधार हुआ और पूरे शरीर में मांसपेशियां विकसित होने लगीं। उन्होंने धीरे-धीरे अपने अपने कंधे, हाथ, घुटनों व शरीर के अन्य भागों को कुछ हद तक चलाने लगे।

जिन लोगों का किसी भी अन्य रोग के मोटर न्यूरॉन से निदान किया गया है, जिसमें शरीर का बिगड़ना शुरू होता है, उन्हें बिना किसी देरी के साथ शरीर की आगे की गिरावट को रोकने और नियंत्रित करने के लिए तुरंत मूत्र चिकित्सा शुरू करनी चाहिए।

5. **लकवा** - श्री कुप्पास्वामी (पुरुष): आयु 75 वर्ष, को लकवा का स्ट्रोक पड़ा था और उन्हें अस्पताल में भर्ती कराया और कई परीक्षणों और निदान के बाद उन्हें 30 दिनों के बाद छुट्टी दे दी गई। लकवा के कारण उनके हाथ और पैर समेत शरीर का दायां भाग कठोर एवं निष्क्रिय हो गया, और वो अपना दायां हाथ एवं पैर हिला नहीं सकते थे। उन्हें कुछ कदम चलने के लिए दो व्यक्तियों के सहारे की जरूरत पड़ती थी उसके बावजूद वो अपना दाया पैर आगे नहीं बढ़ा पाते थे। तभी से उन्होंने अपनी बोली खो दी और वह एक शब्द भी नहीं बोल सकते थे। बोलने के प्रयास करते वक्त सिर्फ खरखरी आवाज निकलती थी कोई उनके शब्द समझ नहीं सकता था।

स्वर्गीय श्री कुप्पास्वामी ने मूत्र चिकित्सा शुरू की और 75 दिनों की अवधि में उनके हाथ पैरों के जोड़ जो बहुत ज्यादा सख्त थे, नर्म पड़ गए व चलने लगे। वह अपना दायां हाथ व पैर उठाने में सक्षम हो गए और एक व्यक्ति का सहारा लेकर कुछ कदम चलने भी लगे।

अपने बिस्तर पर पीठ के बल लेटते समय भी अपना बायां पैर ऊपर और नीचे करने लगे। उनके पूरे शरीर की मांसपेशियों को आराम मिला और वे हलका, ऊर्जावान और आरामदायक महसूस करने लगे थे।

वह कुछ शब्द बोलने में सक्षम हो गए और उनकी आवाज़ नर्म हो गई, जो पहले काफी कठोर हो गई थी। उनके सिर के बीच के हिस्से में बाल उगने लगे, जो पहले पूरी तरह गंजे थे। उनका रंग खिल गया और वो पहले की तुलना में जवान दिखने लगे।

6. बालों का झड़ना- श्रीमती आशा रानी (महिला), उम्र 40: वर्ष ने मुझसे मेरे मोबाइल पर संपर्क किया और कहा कि उनके बाल हर रोज़ झड़ते हैं और उन्होंने चिकित्सकों की सलाह पर विभिन्न दवाएं लीं, लेकिन किसी से भी मदद नहीं मिली। उन्होंने पूछा कि क्या वह "मूत्र चिकित्सा" से लाभ प्राप्त कर सकती हैं। मेरी सलाह पर उन्होंने सुबह एक बार मूत्र पीना शुरू कर दिया और रात में अपने सिर पर मूत्र से गीले पैक को रखती थीं और सुबह हटाती थीं। यह उनके लिए आश्चर्य था कि 30 दिनों की अवधि के भीतर उनके बाला गिरने बंद हो गए और लंबे होने शुरू हो गए।

7. श्री विनोद (पुरुष) उम्र 15 साल: गंभीर घुटने के दर्द से पीड़ित था, दाहिने पैर के जोड़ों पर सूजन थी और चलने में कठिनाई होती थी। उसने बायोप्सी परीक्षण एवं अन्य परीक्षण करवाए, लेकिन चिकित्सक कोई बीमारी नहीं ढूंढ़ सके। उसने 45 दिनों के लिए मूत्र चिकित्सा को जारी रखा और उसे पूरी तरह अपने घुटने के दर्द, सूजन से राहत मिली और ठीक से चलने लगा।

8. **दमा-** श्री प्रसाद (पुरुष) उम्र 52 वर्षः पिछले 35 वर्षो से (17 वर्ष की आयु - में उसे दमा हुआ था) दमा से पीड़ित था। उसे नियमित रूप से जुकाम बना रहता था और नाक बहती रहती थी। लगभग हर दिन उसे साँस लेने में दिक्कत होती थी। उसने रोज़ाना सुबह केवल 200 मिलीलीटर मूत्र पीना शुरू कर दिया। चार माह की अवधि में उनको गंभीर दमा की समस्या 70% तक कम हो गई और उन्हें जुकाम एवं सांस लेने की समस्या से राहत मिली।

9. **घुटने की समस्या** - श्रीमती जया लक्ष्मी (महिला) उम्र 58 वर्षः इनकी हृदय शल्य चिकित्सा हुई और उसके बाद उन्हें चलने में तकलीफ होती थी,

वो सीढी भी चढ़ने में सक्षम नहीं थीं। मेरी सलाह पर उन्होंने केवल अपने मूत्र से हर रोज अपने शरीर की मालिश शुरू कर दी और हल्का आहार लेने लागीं। मात्र दो माह की अवधि में वो ठीक ढंग से चलने लगीं और वो सीढी चढ़ने में भी सक्षम हो गईं वो भी बिना किसी कठिनाईयों एवं बिना किसी समस्या के।

10. **अलसर:** - श्रीमती वीना (महिला) उम्र 30 साल, के दाहिने पैर पर "अलसर" बन गया था, यानी उनके पांव में तीन साल तक चोट रही। दाहिने पैर के पंजे में संवेदनशीलता समाप्त होने लगी थी। उन्हें निम्हांस में भर्ती कराया गया और फिर अन्य 3 अस्पतालों में। डॉक्टरों ने पाया कि उनकी कॉफर्ड में एल5-एस1 की समस्या आ गई है। तीन साल तक अस्पताल में भर्ती होने और चिकित्सकों से सलाह लेने के बावजूद उन्हें कोई राहत नहीं मिली और उन्हें चलने में दिक्कत होती थी।

मेरी सलाह पर श्रीमती वीना ने नवंबर 2006 में मूत्र चिकित्सा शुरू कर दी जिसके अंतर्गत उनहोंने मूत्र पीना, शरीर पर मूत्र से मसाज करना और मूत्र से गीला पैक दाहिने पैर पर रखना शुरू कर दिया। धीरे-धीरे 60 दिनों (दो माह) की अवधि में उनकी चोट ठीक होने लगी अर्थात "अल्सर" पूरी तरह ठीक हो गया और उनके पैर ने संवेदनशीलता वापस प्राप्त कर ली। उन्हें दर्द एवं अन्य समस्याओं से राहत मिल गई। वो ठीक से चलाने में सक्षम हो गईं और स्वस्थ्य जीवन जीने लगीं।

11. **एचआईवी एड्स** - श्री रवि कुमार (पुरुष) उम्र 34 वर्ष- को वर्ष 2004 में पता चला कि उन्हें एचआईवी/एड्स है। उनकी त्वचा पर काले धब्बे और काले दाग दिखाई देन लगे थे, जैसे कि जली हुई त्वचा जो शरीर के भाग पर दिखाई दे रही थी और शरीर पर सभी बाल गायब थे। उनके पूरे सिर पर खुश्की थी। वो कई प्रकार की समस्याओं से जूझ रहे थे जैसे- कमजोरी महसूस करना, सुन्न पड़ जाना और उनके शरीर में कोई ऊर्जा नहीं थी। वो अपनी दैनिक गतिविधियों को करने में असमर्थ थे और नियमित रूप से कार्यालय नहीं जा पाते थे। उनके सीडी4 की संख्या भी घटकर 250 कोशिकाओं तक हो गई थी और उनका स्वास्थ्य दिन ब दिन बिगड़ता जा रहा था।

मेरी सलाह पर श्री रविकुमार ने मार्च 2009 में मूत्र चिकित्सा शुरू कर दी। 10 दिनों की अवधि के भीतर उनके स्वास्थ्य की गिरावट पूरी तरह से बंद हो गयी और उनके शारीरिक स्वास्थ्य में सुधार शुरू हो गया। त्वचा पर काले धब्बे और उनकी त्वचा के कुछ अंश जो जली त्वचा की तरह दीखते थे वे गायब हो गए है। उनके शरीर में नयी त्वचा विकसित हुई है जो बहुत साफ है और नरम है। बाला फिर से अपनी नई त्वचा पर आ गए हैं। उनके सिर पर रूसी ठीक हो। गयी है और अब कोई भी समस्या नहीं है। उनकी प्रतिरक्षा प्रणाली में सुधार हुआ है और वह ऊर्जावान, स्वस्थ रहकर अपने सामान्य गतिविधियों को कर रहे हैं और अपने कार्यालय नियमित रूप से जा रहे हैं। उसकी सीडी 4 काउंट्स फरवरी 2010 में 250 कोशिकाओं से 663 कोशिकाओं तक बढ़ने लगे हैं। उसके बाद से उन्होंने कोई टेस्ट नहीं करवाया है। उनकी प्रतिरक्षण प्रणाली में वृद्धि हुई है अब वे ऊर्जावान, स्वस्थ्य महसूस करते हैं और सामान्य गतिविधियों में नियमित रूप से बिना किसी समस्या के शामिल होते हैं।

12. **पेशी कुपोषण** - श्री अभिषेक (पुरुष), उम्र 11 वर्षः मस्कुलर डिस्ट्रोफी एवं डिसेबिलिटी से ग्रसित था। वो पिछले पांच वर्षों से हर एक दिन छोड़ कर “स्टीरॉइड” की 30 मिलीग्राम गोलियां लेता था, जैसा कि चिकित्सक ने उसे सलाह

दी थी। उसके बावजूद उसकी मांसपेशियां दिन ब दिन कमजोर होती जा रही थीं। उसे चलाने में दिक्कत होती थी, सीढ़ी नहीं चढ़ सकता था और मांसपेशियों में कमजोरी के कारण कई बार वो गिर जाता था। उसे कुर्सी से उठने व खड़े होने के लिए दो लोगों का सहारा लेना पड़ता था।

श्री अभिषेक ने मूत्र चिकित्सा शुरू की और 30 दिनों की छोटी सी अवधि के दौरान वो ऊर्जावान महसूस करने लगा और अपनी ताकत वापस पाने लगा। हर सप्ताह धीरे-धीरे “स्टेरॉयड” की गोलियां कम हो गईं और वो 15 मिलीग्राम प्रति एक दिन छोड़ कर लेने लगा।

उसकी कमजोर मांसपेशियां शक्तिशाली हो गईं, वो अपने आप कुर्सी से उठने में सक्षम हो गया, बिना किसी सहारे के। वो चलने में भी पहले से ज्यादा सक्षम हो गया और वो चलते समय फिर से गिरता भी नहीं था।

उसने मूत्र चिकित्सा को 45 दिनों तक जारी रखा और उसके बाद अपना उपचार बंद कर दिया, क्योंकि वो स्कूल जाने व कक्षाओं में जाने के लिए उत्साहित था।

13. **नेफ्रेटिक सिंड्रोम** - श्री रक्षित (पुरुष) उम्र 9 वर्षः को डेढ़ साल की उम्र से स्टीरॉइड डिपेंडेंट नेफ्रेटिक सिंड्रोम (गुर्दे की समस्या) थी और मूत्र में प्रोटीन कम होता जा रहा था चिकित्सकों की सलाह पर वो स्टीरॉइड की गोलियां 30 मिलीग्राम से 5 मिलीग्राम तक प्रतिदिन लेता था। उसके बावजूद उसके चेहरे, पेट, पैर और शरीर के अन्य भागों में सूजन बनी रहती थी और अकसर उसे सिर दर्द, पेट दर्द और शरीर में दर्द होता था। उसे गंभीर खांसी भी थी और उसे रुक-रुक कर सांस लेने की समस्या थी और वो अपने सक्रिय जीवन को जीने में सक्षम नहीं था और अन्य बच्चों की तरह नहीं खेल सकता था।

मास्टर रक्षित ने दिसंबर 2008 में मूत्र चिकित्सा शुरू की। चिकित्सा शुरू करने के बाद धीरे-धीरे स्टीरॉइड की गोलियां कम होते होते बंद हो गई।

10 दिन के अंदर गंभीर खांसी और रुक-रुक कर सांस लेने की समस्या भी पूरी तरह खत्म हो गई और वो दिन प्रति दिन ठीक होने लगा। वो चुस्त एवं स्वस्थ्य हो गया है और स्कूल जाने लगा है, कक्षाओं में नियमित रूप से जाता है और अन्य बच्चों के साथ खेलता है, जो कि पहले नहीं था। उसने तीन महीने तक चिकित्सा जारी रखी। तीन महीने बाद वो लगातार स्कूल से वापस लौटने के बाद वो अपना मूत्र पीता है। वह अब बुद्धिमान, बहुत सक्रिय हो गया है, ऊर्जावान महसूस करता है, स्वस्थ्य जीवन जी रहा है और उसे अब कोई समस्या नहीं है।

स्टीरॉइड की गोलियां भी पूरी तरह बंद हो गई हैं। जन्म से प्रभावित "गुरदे सिंड्रोम" को ठीक/नियंत्रित किया जा सकता है। व्यक्तियों को "स्टेरॉयड पर निर्भर" नहीं होना पड़ेगा।

14. **सेरेब्रल पॉल्सी, माइक्रो सेफली, मानसिक मंदताः**

बेबी अमृता (एफ) 9 साल का लड़की का, प्रमस्तिष्क पक्षाघात यानी सेरेब्रल पाल्सी, मानसिक मंदता, माइक्रो सेफली, जन्म से सामान्यकृत सीज्योर विकार के साथ निदान किया गया।

वह 9 साल से निष्क्रिय स्थिति में थी और वह विभिन्न समस्याओं से पीड़ित थी। उसकी रीढ़ की हड्डी में एक तरफ हड्डी बढ़ गई। उसके दोनों हाथ और दोनों पैर मुड़े हुए थे और उसके सभी जोड़ बहुत कठोर हो गये थे। वह पूरी तरह निष्क्रिय थी क्योंकी वह बैठने, खड़े होने या चलने में असमर्थ थी। वह अपने हाथ और पैर चला नहीं सकती थी। वह अपनी गर्दन उठाने में सक्षम नहीं थी और अपना सिर नहीं घुमा सकती थी। वह एक शब्द भी बोलने में और कुछ भी संवाद करने में सक्षम नहीं थी। वह भेंगी आंखों के साथ पैदा हुई थी और वह अपनी आँख की पुतलियों को चलाने में असमर्थ थी। उसकी आंख की पुतलियाँ नीचे गिरी हुई थीं जो स्पष्ट रूप से दिखती नहीं थीं। उसकी आँखों में केवल सफेद स्क्रीन दिखाई देती थी। वह न तो देख सकती थी और न ही कुछ सुन सकती थी और किसी भी तरीके से खुद को व्यक्त नहीं कर पाती थी। वह तरल के रूप में चूर-चूर किया गया भोजन पर जीवित थी, वह अपने जबड़े चलाने में असमर्थ थी और कुछ भी खा नहीं पाती थी। उसको एक दिन में अक्सर 20 से अधिक समय के लिए बार-बार प्रबल जकड़न के दौरे आते थे। चिकित्सक उसके लिए उसकी सामान्य स्थिति को पुनर्जीवित करने में असमर्थ थे और चिकित्सा सहायता के साथ उसके बार-बार प्रबल जकड़न के दौरे नियंत्रित नहीं कर सके।

बेबी अमृता ने जनवरी 2009 में मूत्र चिकित्सा शुरू कर दी और वह धीरे-धीरे सुधार दिन ब दिन उसे मानसिक और शारीरिक स्वास्थ्य में शुरू हुई उसकी रीढ़ की हड्डी में, जो पूरी तरह से एक ओर झुकी हुई थी, सुधार हुआ है और झुकाव कम हो गया। वह पहले अपनी समस्या को काबू करने के लिए "कैपरा" की 2000 मि.ग्रा. की गोलियां ले रही थी, जो धीरे धीरे प्रति दिन 1000 मि. ग्रा. तक कम हो गई। उसके बार-बार आने वाले जकड़न के दौरे नियंत्रित होने लगे और उसको एक दिन में केवल एक या दो जकड़न के दौरे आते हैं। वो अपने आँखों के पुतलियों को घुमा सकती है और अपनी आँखों को घुमा सकती है।

उसकी भेंगी आँखों में सुधार हुआ और उसकी आँख की पुतलियां स्पष्ट रूप से दिखाई देती हैं। वह सुनने और ध्वनि पर प्रतिक्रिया करने में सक्षम

है और अपना सिर मोड़ने लगी है। वह अपने माता पिता को पहचानने में सक्षम है और उसने उन पर मुस्कुराना शुरू कर दिया है।

उसके हाथों और पैरों के सभी कड़े जोड़ ढीले, चलने वाले और सक्रिय हो गए हैं। उसके मुड़े हुए हाथ और पैर सीधे हो गए हैं। वह अपना सिर पकड़ने, अपनी गर्दन घुमाने में सक्षम है और वह अपने माता पिता की उंगलियाँ पकड़ लेती है। उसके हाथ, पैर, चेहरे और शरीर के अन्य भागों में मांसपेशियाँ विकसित हो गई हैं। उसने हाथों और पैरों में शक्ति प्राप्त की है और उसका वजन बढ़ गया है। वह कुर्सी पर बैठ लेती है और कुछ समय के लिए हलके सहारे के साथ खड़ी हो जाती है। वह अपना मुंह खोलने, अपने जबड़ों को चलाने और भोजन को खाने और चबाने में सक्षम है जो वह पहले नहीं कर सकती थी। वह अपरिष्कृत बन गई है और जब भी उसे कुछ चाहिए या मूत्र त्यागना चाहती है वह ध्वनि करके या जोर से रो कर अपने माता पिता को इशारा करती है। वह अपने मुंह से आवाज करती है और बात करने की कोशिश करती है। डॉक्टर उसे सामान्य स्थितियों में लाने में नाकाम थे और दवाओं से उसे बार-बार पड़ने वाले अटैक को रोक नहीं पा रहे थे।

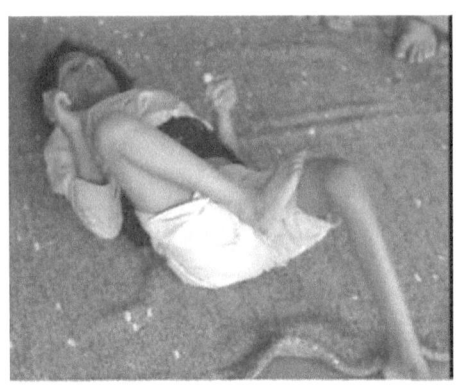 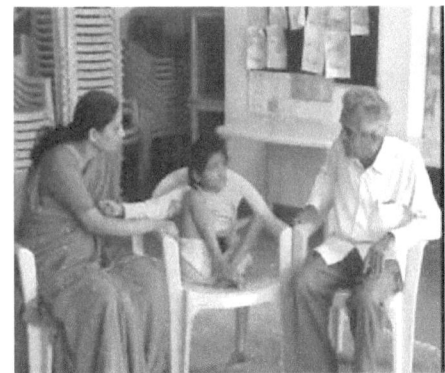

उपचार से पहले

अमृता अपनी निष्क्रिय अवस्था से काफी तेजी से उबर गई अब उसके मानसिक और शारीरिक स्वास्थ्य में तेजी से विकास हो रहा है। अब उसके माता-पिता उसके अंदर एक सक्रिय जीवन देख सकते हैं।

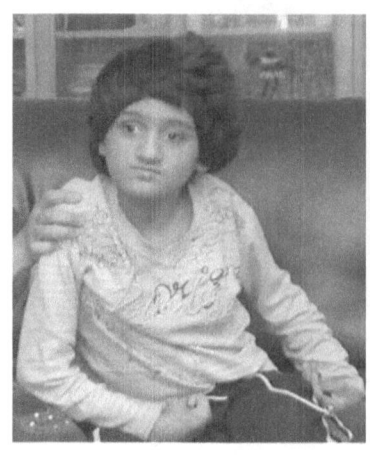
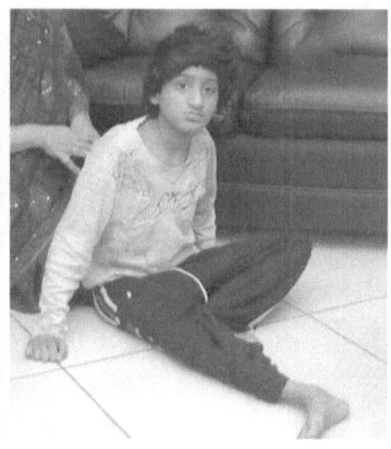

उपचार के बाद

15. मस्तिष्क पक्षाघात के साथ सेरेब्रल पाल्सी:-

श्री जगन (पुरुष) 10 वर्ष के लड़के के निमहांस अस्पताल में वर्ष 2005 में सेरेब्रल पाल्सी के साथ मध्यम मानसिक मंदता के निदान के लिए भर्ती कराया गया। वो बैठने, खड़े होने, चलने में असमर्थ था, अपने हाथ, पैर नहीं हिला सकता था, उसके जोड़ बहुत सख्त हो गए थे। वह बात करने में सक्षम नहीं था, और अपनी गर्दन को उठा या सिर को घुमा नहीं सकता था। वह अपनी आंखों की पुतलियां घुमाने या किसी को पहचानने में भी असमर्थ था।

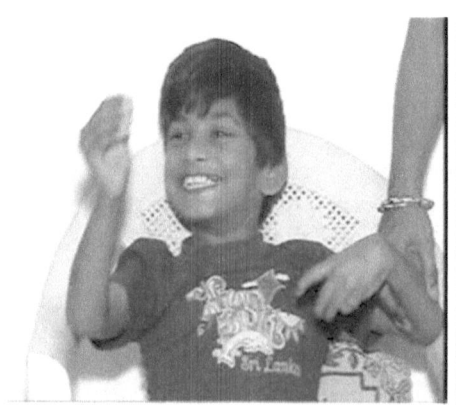
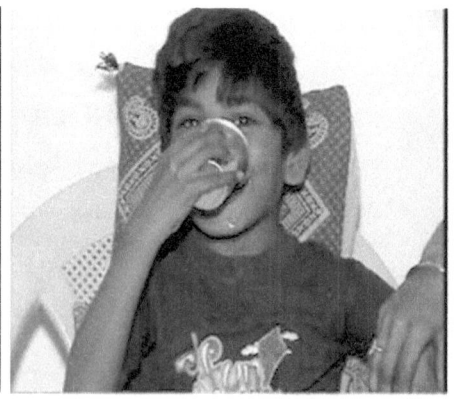

उपचार के 45 दिन बाद

मास्टर जगन ने मूत्र चिकित्सा सितंबर 2008 में शुरू की और 45 दिन में उसके अंदर उल्लेखनीय सुधार दिखाई दिया। उसने अपने जन्म के 10 वर्ष की अवधि के बाद पहली बार कुछ शब्द बोलना शुरू किए।

उसके हाथों और पैरों के सभी कड़े जोड़ ढीले, गतिशील और सक्रिय हो गए। वह अपनी गर्दन उठाने लगा, ध्वनि से प्रतिक्रिया करने लगा और अपना सिर घुमाने में सक्षम हो गया। वह अपनी आंख की पुतलियों को घुमाने और अपने माता पिता को पहचानने में सक्षम हो गया है। वह अपने हाथ में गिलास पकड़ने और खुद पानी पीने में सक्षम हो गया।

उसने अपना इलाज चार महीने के लिए जारी रखा। अब वह बहुत सक्रिय, बहुत बुद्धिमान हो गया है और वह ठीक से बात करने में सक्षम है। वह रिमोट कंट्रोल लेता है और खुद टीवी देख लेता है और एक सुखी जीवन जी रहा है।

मूत्र चिकित्सा जन्म से बड़ी बीमारियों का नियंत्रण व इलाज कर सकती है। यह मेमोरी, समझ और ब्रेन क्रिया का विकास कर सकती है। यह बोलने की योग्यता को पुनः प्राप्त और सुनने की असफलता की समस्या का अंत कर सकती है।

16. एक्सटेंसिव ल्यूको डिस्ट्रोफी के साथ सेरेब्रल पाल्सी:-

श्री अंशुलत (पुरुष), उम्र 13 वर्ष, को सेरेब्रल पाल्सी, सफेद तत्व, एक्सटेंसिव लायूको-डिस्ट्रोफी, एलेक्जैडर रोग और जनरलाइज़्ड बाईलेटरल सेंट्रल सीज्योर्स से ग्रसित था। चलने में दिक्कत होने लगी और वो अपने हाथ, पैर को चला नहीं पाता था और उसके जोड़ बहुत जकड़ गए थे। वो बोलने में भी सक्षम नहीं था, अपनी गर्दन को संभाल नहीं पाता था, सिर को घुमा नहीं पाता था। वो अपनी आंखों की पुतलियों को भी नहीं घुमा पाता था व किसी को पहचान नहीं पाता था। उसकी रीढ़ की हड्डी टेढी स्थिति में झुक गई और रीढ़ की हड्डी के बीच में एक हिस्सा मुड़ गया था। चेहरे की तुलना में उसका सिर ज्यादा भारी और आकार में बड़ा हो गया था और उसके हाथ एवं पैर मुड़ गए थे।

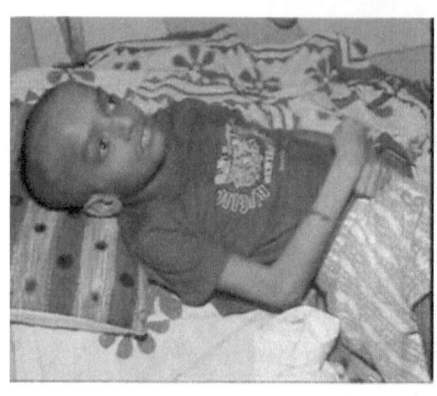

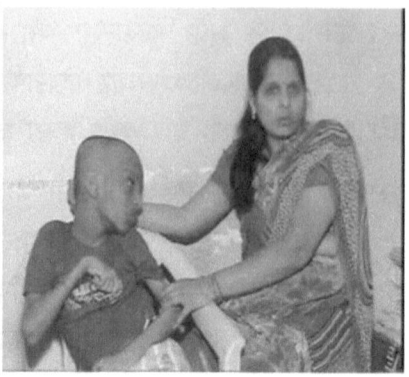

उपचार से पहले

चिकित्सकों से सलाह लेने के लिए उसके माता-पिता उसे निमहांस और अन्य अस्पताल ले गए। निमहांस में चिकित्सकों ने उसे सलाह दी कि उसकी कडीशन दिन ब दिन बिगड़ती जा रही है और वो दवाएं नहीं दे सकते।

श्री अंशुलत ने जनवरी 2009 में मूत्र चिकित्सा शुरू की और दिन प्रति दिन धीरे-धीरे उसमें सुधार होने लगा। उसका सिर जो पहले काफी भारी दिखता था। और आकार में बड़ा दिखता था। बाद में कुछ हद तक घट गया और उसकी भौतिक आकृति पहले से काफी बेहतर दिखने लगी। अब वो अपनी आंखों की पुतली घुमा सकता है, ध्वनि पर प्रतिक्रिया देकर, सिर घुमाता है। उसके हाथ, पैरों और शरीर के अन्य भागों में मांसपेशियां विकसित हो गई हैं। उसके हाथ के जोड़ हलके हो गए और चलने लगे। उसके मुड़े हुए हाथ एवं पैरों में सुधार दिखने लगा, कुछ हद तक सीधे हो गए। व कभी कभी वो अपने हाथ और पैर सीधे भी करने लगा।

ऊपर के सुधार 4 महीने की अवधि के दौरान देखे गये। उसके माता पिता कुछ अप्रत्याशित कारणों की वजह से इलाज जारी नहीं रख सके।

17. **"एएलएस"** एक्यूट लंबर स्पॉडिलाइटिस, डिस्क ऑस्टियोफिटिक कॉम्प्लेक्स फ्रॉम C4-5 से C6-7 एंड डिफ्यूस डिस्क डीहाइड्रेशनः- श्री कृष्ण मूर्ति (पुरुष), उम्र 39: डिफ्यूस्ड डिस्क डीहाईड्रेशन, डिस्क औस्टीफाइटिक कॉम्पलेक्स सी4-5 से सी6-7 से पीड़ित थे और एएलएस (एक्यूट लुंबर स्पॉडिलाइटिस) का मामला था। वो मधुमेह से भी ग्रसित थे। ।7 जुलाई 2008 में उन्हें अपने दाहिने हाथ की उंगलियों में संवेदनशून्यता एवं

कमजोरी महसूस हुई, जो बाद में कमजोर एवं निष्क्रिय हो गई। उनका स्वास्थ्य दिन ब दिन बिगड़ता गया। शरीर के अन्य भागों पर धीरे-धीरे असर होने लगा यानी दाहिना हाथ, दाहिना पैर, बायां हाथ और बायां पैर कमजोर हो गया व चलाना बंद हो गया।

उनके सभी जोड़-मांसपेशियां कमजोर, कठोर और निष्क्रिय हो गईं। पेट, हाथ, पैर, पीठ, शरीर के अन्य भागों में दर्द था। उनके दोनों हाथों और पैरों में सूजन थी और उनके बाल गिरने लगे।

2 साल की अवधि के दौरान उनकी बीमारी की वजह से विभिन्न अंग फेल हो गए। उनके बोलने की क्षमता बिगड़ गई और वह ठीक से बोलने में असमर्थ हो गए। वह पूरी तरह से निर्भर हो गए, वह खड़े होन, अपने आप से चलने में असमर्थ हो गए और अपने हाथ और पैर उठाने में असमर्थ हो गए। उन्होंने कई चिकित्सकों से सलाह ली व बहुत सारे अस्पताल गए लेकिन कोई राहत नहीं मिल सकी।

निमहांस और अन्य अस्पतालों के चिकित्सकों ने उन्हें सलाह दी कि अब उनकी बीमारी को नियंत्रित या उसका इलाज का कोई हल नहीं है। वे स्वास्थ्य की गिरावट को रोकने में भी असमर्थ थे और दिन प्रति दिन उनकी तबियत बिगड़ती जा रही थी।

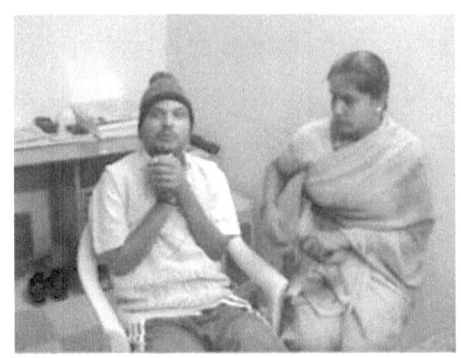
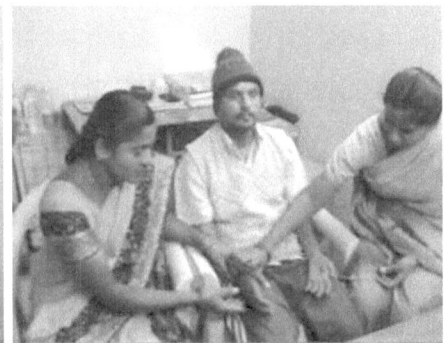

उपचार के 14 दिन बाद

श्री कृष्णा मूर्ति ने जुलाई 2010 में मूत्र चिकित्सा शुरू की और सभी दवाएं बंद कर दीं। 12 दिन की छोटी सी अविधि में उनके स्वास्थ्य में गिरावट रुक गई और

उनके स्वास्थ्य में दिन ब दिन सुधार आने लगा। पेट, पीठ, पैर और शरीर के अन्य हिस्से में दर्द से उन्हें राहत मिली। उनके दोनों हाथों और पैरों में सूजन नहीं थी। उनके जोड़ और मांसपेशियां ढ़ीली एवं सक्रिय हो गईं। वह बैठने और 2 व्यक्तियों का सहारा लेकर चलने में भी सक्षम हो गए। वह अपने शरीर में ऊर्जा महसूस कर रहे हैं और वे दोनों हाथ उठा सकते हैं और अपने चेहरे को छू सकते हैं, जैसा कि पहले नहीं कर पाते थे। उनके बोलने की शक्ति में भी सुधार हुआ है और वह थोड़ा बेहतर तरीके से बात करने में सक्षम हो गए।

4 महीने की अवधि में श्री कृष्णा मूर्ति के स्वास्थ्य में धीरे - धीरे दिन ब दिन सुधार हुआ है। वह एक सहज सीधे ढंग से आराम से बैठने में सक्षम हैं। इलाज से पहले उनके कंधे सामने की ओर झुके हुए थे। उनहोंने अपने शरीर में ऊर्जा और सहनशक्ति पुनः पा ली है और उन्हें बहुत अच्छा लग रहा है। इससे पहले वह अपने शरीर में कंपन महसूस कर रहे थे जो अब पूरी तरह बंद है। उनके जोड़ अधिक ढीले और गतिशील बन गए हैं। वह अपने हाथों को आसानी से उठा सकते है। वह खुद अपने आप बिना किसी सहायता के व्यक्तिगत रूप से चलने में सक्षम हैं। उनकी बोलने की शक्ति में सुधार हुआ है और एक सामान्य तरीके से बोल सकते हैं।

मधुमेहः- वे पिछले 8 वर्षों से एक मधुमेह रोगी भी थे। वे रोजाना 2 गोलियाँ ले रहे थे और उनकी रक्त शर्करा अनियन्त्रित थी। अर्थात। 200 mg/dl से ऊपर। मूत्र चिकित्सा अपनाने के बाद उपवास शर्करा का स्तर को दिन से दिन तक ध्यान दिया जाता था। जब भी उपवास रक्त शर्करा 80 मिलीग्राम/डेसीलीटर और उससे नीचे पाई जाती थी तब आधी गोलियां कम कर दी जाती थीं। इसी तरह से गोलियाँ धीरे-धीरे शून्य तक कम हो गई थी। 2 महीने की अवधि में यह देखा गया था कि उपवास शर्करा का स्तर कोई भी गोलियाँ लेने के बिना सामान्य था। उसके बाद से उसने कोई भी गोली नहीं ली है और उसकी रक्त शर्करा सामान्य हो गयी है। क्षतिग्रस्त अग्न्याशय पुनर्जीवित हो गए हैं और उनका 8 साल की मधुमेह ठीक हो गया है।

18. गुर्दा विफलताः- डा. जयश्री (महिला) उम्र 47 साल का क्रोनिक किडनी विफलता का निदान किया गया था। वे पिछले 4 साल से, एक

सप्ताह में 3 बार के लिए डायलिसिस के इलाज पर चल रही थीं। उनहोंने डायलिसिस के 458 राउंड पूरे किये थे। डायलिसिस के बाद वे कमजोर और थका हुआ महसूस करती थीं।

डॉ. जयश्री ने सितम्बर 2010 में मूत्र चिकित्सा नियत करी। 15 दिन की अवधि में उनके स्वास्थ्य में काफी सुधार आ गया है। पहले 30 दिनों में उनके क्षतिग्रस्त गुर्दे पुनर्जीवित हो काम शुरू करने लगे। 30 दिनों के बाद वह डायलिसिस के लिए एक सप्ताह में 3 बार के बजाय 2 बार जा रही हैं। वे डायलिसिस उपचार के बाद अपने शरीर में कमजोरी या थकान नहीं महसूस करती हैं। सहनशक्ति हासिल करके, वे पहले से भी अधिक ऊर्जावान और स्वस्थ महसूस करने लगी हैं। उन्होंने इलाज बंद कर दिया क्योंकी वे 2 महीने के बाद आध्यात्मिक बैठक में भाग लेने शहर से बाहर चली गई थीं।

मधुमेह:- वे पिछले 20 सालों से मधुमेह रोगी भी थीं। वे प्रतिदिन इंजेक्शन की 54 इकाइयों को ले रही थीं (सुबह में 32 इकाइयां और रात में 22) 30 दिनों की अवधि के भीतर इंजेक्शन कम हो गए और वे सुबह केवल 30 इकाइयाँ ले रही हैं और उनके रक्त में शर्करा सामान्य श्रेणी के भीतर थी। उन्होंने इलाज बंद कर दिया क्योंकी वे 2 महीने के बाद आध्यात्मिक बैठक में भाग लेने शहर से बाहर चली गई थीं।

19. **बाँझपन** - श्रीमती नलीनाक्षी उम्र 36 साल और श्री रमेश का विवाह वर्ष 2004 में हुआ था। श्रीमती नलीनाक्षी गर्भधारण करने में असमर्थ थीं और छह साल तक वो गर्भवती नहीं हुईं।

पति और पत्नी दोनों ने गाइनोकॉलोजिस्ट से परामर्श लिया और गुनाशीला आईवीएफ सेंटर के डॉक्टरों से मिले और कई इंफर्टिलिटी विशेषज्ञों से मिले। वे चिकित्सीय परीक्षणों से गुजरे और स्कैनिंग करवायी, एक्सरे और सभी जरूरी प्रक्रियाओं से गुजरे। उनमें प्राइमरी इंफर्टिलिटी का पता चला। श्री रमेश के वीर्य की जांच हुई उनके अंदर शुक्राणुओं की संख्या औसत से कम पायी गई। उन्हें लो स्पर्म काउंट एवं लो स्पर्म मोटिलिटी की बीमारी थी।

श्रीमती नीलाक्षी को थाईरॉइड की समस्या थी। उन्हें मासिक धर्म में भी समस्या थी और वे प्रीमेंस्ट्रुअल सिंड्रोम “पीएमएस” से ग्रसित थीं। उन्हें

20 से 22 दिनों में ही अनियकित पीरियड हो जाते थे। उस वक्त उन्हें अत्याधिक रक्तस्राव होता, पेट में दर्द और बहुत उलझन। उन्होनें पीएमएस की समस्या के लिये कई गाईनोकॉलोजिस्ट से परामर्श लिया। किसी भी डॉक्टर ने सही होने की बात नहीं की।

श्रीमती नलीनाक्षी ने आईयूआई "इंट्रा यूटेराइन इन्सेमिनेशन" कराया। यह वह प्रक्रिया है जिसमे पुरुष साथी के वीर्य को केंद्रित किया जाता है और सफल गर्भावस्था की संभावनाओं को बढ़ाने के उद्देश्य के लिए महिला के गर्भाशय के प्रजनन पथ में सीधे इंजेक्ट किया जाता है। उन्होंने तीन बार आई यू आई प्रक्रिया कराई- 1) अरुणोदय क्लिनिक; 2) कैंब्रिज चिकित्सालय 3) जीएम हेल्थ केयर।

सभी 3 बार परिणाम नकारात्मक रहे थे, और वह गर्भ धारण करने में सक्षम नहीं थीं। अंत में चिकित्सकों ने उन्हें आईवीएफ "इन विट्रो निषेचन" कराने की सलाह दी। यह वह प्रक्रिया है जिसमें महिला साथी के अंडाशय से अंडे को हटा दिया जाता है और प्रयोगशाला में महिला के शरीर से बाहर पुरुष शुक्राणुओं के साथ निषेचित किया जाता है। निषेचित अंडे "भ्रूण" गर्भावस्था को आगे बढ़ाने के लिए महिला के गर्भाशय में स्थानांतरित किए जाते हैं।

"आईवीएफ" की प्रक्रिया डा रमेश चिकित्सालय में जून 2010 में की गई थी। उन्होंने एक बच्चे को पाने की महत्वाकांक्षा को पूरा करने की उम्मीद के साथ "आईवीएफ" की प्रक्रिया कराई थी, लेकिन वे निराश रहीं क्योंकी परिणाम नकारात्मक रूप में बाहर आए थे और वे गर्भ धारण करने में सक्षम नहीं हुई। उन्हें उपचार कराने के लिए 2 लाख रुपये खर्च करने पड़े। उन्होंने अपने सपने को पूरा करने के लिए लगभग सभी कोशीशें की थी, लेकिन कोई भी नही काम नहीं आई किया और वे अत्यधिक थके हुए और उदास थे।

मेरी सलाह पर श्रीमती नलीनाक्षी और एसआरआई रमेश ने दिसंबर 2010 में मूत्र चिकित्सा शुरू कर दी। वे दोनों अपनी दैनिक दिनचर्या के साथ व्यस्त थे और दिन के समय के दौरान अपने कार्यालय जा रहे थे। उन्होंने कार्यालय से वापस आकर रात के समय के दौरान और सुबह में अपने कार्यालय जाने से पहले मूत्र चिकित्सा के आंशिक उपचार को शुरू कर दिया।

महावारी पूर्व सिंड्रोम : - उन्हें 2 महीने की अवधि में पीएमएस समस्या "महावारी पूर्व सिंड्रोम" से राहत मिल गई थी। उनके मासिक धर्म के उनके अनियमित चक्र सामान्य हो गए हैं और उन्हें नियमित समय में मासिक धर्म हो रहे हैं अर्थात् बिना किसी परेशानी के एक सामान्य तरीके से 28 दिनों पर।

आंशिक उपचार के 3 महीने पूरा करने के बाद 19 मार्च 2011 को उन्होंने फिर से जाँच कराई और उनकी निदान की गई रिपोर्ट ने उल्लेखनीय सुधार के संकेत दिए। कम शुक्राणु संख्या और कम गतिशीलताः- श्री रमेश के "वीर्य विश्लेषण" के परिणाम "सामान्य" रूप के दिखे। उनकी कम शुक्राणु संख्या और कम गतिशीलता संख्या में वृद्धि हुई और सक्रिय हो गये।

थाइरॉइडः - श्रीमती नलीनाक्षी की थाइरॉइड की जांच रिपोर्ट ने फ्री टी 3, टी 4, और टीएसएच की सामान्य रेंज दिखाई। हीमोग्लोबिन HbA1c, और उनकी सभी अन्य टेस्ट की रिपोर्ट सामान्य श्रेणी के रूप में दिखाई गई।

प्रशंसापत्र

मुँह/गालों का कैंसर

प्रिय जगदीश भुरानी जी,

4 जून को प्राप्त हुये आपके ई मेल के लिये बहुत बहुत धन्यवाद। मैनें मूत्र चिकित्सा को अपने मुँह में मूत्र को घुमाकर, मूत्र पीकर और शरीर पर मालिश भी करके अभ्यास किया। चमत्कारपूर्ण बदलाव हुये हैं। मेरा बायां गाल वसा और कोलेजन की कमी (मुँह के कैंसर के कारण) की वजह से अन्दर घुसने लगा था। यह गाल पहले ही 50% सामान्य होने लगा है। मेरा मतलब गाल का घुसना अब बहुत कम हो गया है। अब मुँह के अन्दर भी बहुत बेहतर महसूस होने लगा है।

सिर्फ एक चीज जो मैनें नही करी वह कि मैनें मूत्र के गीले पैकेटों को गाल और पेट पर नहीं रखा और मैनें मूत्र का उपवास भी नहीं किया। लेकिन अब मैं ये सब भी करूँगी। अब मैंने आत्मविश्वास पा लिया है, जैसे कि मैंने ठीक होने के लक्षण देखें हैं। मैं सिर्फ 18 की हूँ और मुझे लगा की मेरा जीवन खत्म हो गया था। क्योंकि मुँह का कैंसर बहुत घातक होता है। भले ही कोई सर्जरी के बाद जीवित रहता है, उसको जीवनभर के लिये चेहरे पर गहरे दागों के साथ रहना होता है। अब मैं किसी भी सर्जरी, कीमो या रेडियेशन के लिये नहीं जाऊँगी। मुझे नहीं पता कि मेरा जीवन बचाने और मेरे चेहरे को सर्जरी के द्वारा होने वाले विरुपण से बचाने के लिये मैं आपका शुक्रिया कैसे करुँ। कृपया करके आपके द्वारा इंसानियत के लिये किये जाने वाले महान कार्य के लिये मेरा हार्दिक धन्यवाद स्वीकार करें।

शिवानी शर्मा
जून 27, 2014

प्रिय सम्मानित महोदय,

मुझे माफ करें क्योंकि मैनें पुराने मेलों में आपको जगदीश भुरानी जी कहकर बुलाया था। महोदय मैं मुँह/गाल के कैंसर से 2 माह से कम में पूरी तरह से ठीक हो चुकी हूँ। मेरे गाल वापस सामान्य हो गये हैं और अब 18 की उम्र पर आनंद लेने के लिये मेरे पास आगे पूरा जीवन पड़ा है। चिकित्सकों के अनुसार मैं मर सकती थी लेकिन महोदय आपने उन्हें गलत साबित कर दिया। महोदय मैं मॉरीशस में बसी हुयी हूँ और अभी स्कूल से ग्रेजुयेट हुई हूँ। मैं दिल्ली में जे.एन.यू में अपने स्नातक स्तर की पढ़ाई के लिये आ रही हूँ। महोदय मैं आपसे बैंगलौर में मिलूंगी। शायद मैं आपको दादाजी बुला सकती हूँ क्योंकि उम्र के अनुसार मैं आपकी पोती समान हूँ।

शिवानी शर्मा
Jul 26, 2014

नमस्ते दादाजी,

आपके मेल के लिये बहुत धन्यवाद। जब मैं दिल्ली विश्वविद्यालय में मेरी डिग्री के लिये नामांकित हो जाऊँगी तो मैं निश्चित आपसे मिलने आऊँगी। मैं अपने देश में मूत्र चिकित्सा की जागरुकता का विस्तार करूँगी। मैं गुटखा चबाने के लिये भी जागरुकता का विस्तार करूँगी। मेरे चिकित्सक मेरी स्वास्थ्य लाभ से आश्चर्यचकित थे। जब उन्होनें मुझ से पूछा, मैनें मूत्र चिकित्सा के बारे उन्हें सत्य बता दिया। उन में से एक तो इतने प्रभावित थे कि वह इस चिकित्सा को अपने मरीजों पर भी शुरु करेगें। मैनें उन्हें आपकी बेवसाइट के बारे में पूरी जानकारी दे दी।

मेरे चिकित्सकों ने मेरे जीने की सारी आशा खो दी थी। मेरे माता-पिता भी मुझसे मेरी अपूर्ण इच्छाओं के बारे में पूछने लगे थे। वे मुझसे जो मुझे पसन्द हो और दुनिया में बचे समय का आनंद लेने के लिये कहने लगे। वे मुझे विश्व यात्रा पर ले जाने के लिये योजना बनाने लगे क्योंकि मैं यात्रा की बहुत शौकीन हूँ लेकिन मैं ऊर्जा से बाहर थी और कष्ट के कारण मैं यात्रा का आनंद नहीं ले सकती थी। आपका बहुत धन्यवाद।

आपकी प्यारी पोती
शिवानी शर्मा
मॉरीशस
अगस्त 14, 2014

मूत्र चिकित्सा "अमृत"

प्रिय महोदय,

मैनें हिन्दी में 'स्वमूत्र चिकित्सा' नाम से मूत्र चिकित्सा पर एक किताब विस्तार से पढ़ी है।

मेरे गले में एक गांठ विकसित हो गयी थी और इसके परिणाम स्वरुप मेरी आवाज गंभीर रुप से बैठने लगी थी।

मैंने यह अमृत लेना शुरु कर दिया था और 2 माह के अन्दर 100% ठीक हो गया। मैं इसे अपने सिर पर लगाने लगा और ध्यान दिया तो मेरे बाल वापस आने लगे थे।

हाल ही में मेरे जानने वाले बढ़ई के गुर्दे और मूत्रनली में पथरी विकसित हो गई थी और इस अमृत को लेने के बाद, 25 दिनों के अन्दर उसकी एक पथरी गायब हो गई और उसके एक्स रे में नहीं दिखाई दी।

मैंने अपने कई जानने वालो को यह अमृत शुरु करने की सलाह दी। मैं ईश्वर का बहुत बड़ा अनुयायी हूँ।

सम्मान
पुलकेशिन प्रियदर्शी
जनवरी 20, 2014

कैंसर

मैं प्रतिदिन सुबह की पहली मूत्र को पीता हूँ और यह मुझे बहुत सारी ऊर्जा और फुर्ती देती है।

मैं सभी मरीजों को अपनी मूत्र लेने का अनुरोध करता हूँ क्योंकि यह सीधा हमारी आत्मा से जुड़ी होती है।

मैं पाठकों के साथ भी यह बाँटना चाहता हूँ कि मूत्र ने मेरे कैंसर की बीमारी को फैलने से प्रतिबंधित किया है क्योंकि मेरे रोग के निदान में उल्लेखनीय देरी के बाबजूद भी जब मेरी बीमारी पहले चरण पर थी।

धन्यवाद
राकेश मेहता
जोधपुर
फरवरी 04, 2014

सी.एम.एल, लेकिमिया (कैंसर)

1. चीजें काफी तेज गति पर सुधरने लगी है। एक माह बाद मेरी WBC 265,000 से 219,000 तक गिर गयी थी और तभी तीन हफ्तों बाद यह 151,000 तक गिर गई थी।

मैं मंगलवार को दूसरी रक्त की जाँच कराने की योजना बना रहा हूँ और मेरा अनुमान है कि यह आगे और भी गिरेगी। इसके लिये मैं आभारी रहूँगा, मुझे महसूस हुआ कि मैं इस शुरु हुई पूरी अग्नि परीक्षा में पहली बार स्वस्थ हो रहा हूँ।

जैसौन कलार्क
नवम्बर 03, 2012

2 आपका बहुत बहुत धन्यवाद। मैं अंत में चिकित्सा से पूरी तरह से बाहर निकल आऊँगा।

पूरी जानकारी से मुझे यह लगने लगा कि मूत्र चिकित्सा राम-बाण है।

जैसौन कलार्क
एफ.सी. रिचमण्ड,
के.वाई., यूनाइटेड स्टेट्स
जनवरी 14, 2014

एच. आई. वी.

आपका बहुत धन्यवाद जगदीश

मैनें पिछले 4 माह के लिये ART नहीं ली है और मैं ठीक और अच्छा महसूस कर रही हूँ। प्रार्थनाओं के साथ ईश्वर ने भी मेरी स्थिति में हस्तक्षेप करा।

ईश्वर महान है कि उन्होनें इस चिकित्सा की बुद्धिमत्ता आपको प्रदान की। आपको भी ईश्वर को आपके अन्दर दी गई उनकी संरचना, बुद्धिमत्ता और ज्ञान के लिये धन्यवाद करना चाहिये।

मेरी इच्छा है कि मैं इस चिकित्सा कार्य को अपने प्रियजनों में भी फैला सकूँ और आपको पता है श्रीमान भुरानी मैं आपसे प्यार करता हूँ। ईश्वर आपका बहुतायत भला करें।

मैं भी यहाँ अफ्रीका में अन्य को आपकी बेबसाइट पर जाने के लिये सिखाऊंगा और बताऊँगा ताकि वे अन्य साक्ष्य पढ़ें।

सम्मान

सबीना

जिम्बाम्बे, अफ्रीका,

मई 20, 2013

एच.आई.वी

नमस्ते जगदीश,

मैं 36 साल की महिला हूँ मेरी एच.आई.वी CD4 की संख्या मूत्र चिकित्सा के साथ पहले ही 150 हो गई थी। मुझे याद नहीं कब लेकिन 2010 में जब मैं गर्भवती हुई और सारे आवश्यक जाँचे कराई और एच.आई.वी. वाली जाँच सकारात्मक निकली। मैनें कभी ART नही ली। मैंने सहज उत्तर के लिये ईश्वर पर ध्यान लगाने का जागरुक चुनाव किया। मैं मूत्र चिकित्सा को अपनाने के लिये आगे आई।

मैं जल्द ही नई CD4 की संख्या की जांच कराउंगी। ध्यान देने के लिए धन्यवाद

नवम्बर 13, 2013

नमस्ते आप जो कर रहे हैं उसके लिये और मेरे लिये जो अपने किया, उसके लिये गहन आभार। मैनें चिकित्सालय पर एक अन्य जाँच कराई और वह एच.आई.वी नकारात्मक आई। मुझे बस अपनी CD4 की संख्या की जांच के लिये प्रयोगशाला में एक अन्य जाँच कराने की आवश्यकता है। इस कठिन यात्रा के के वक्त मेरे साथ खड़े रहने के लिये एक बार फिर धन्यवाद।

मपुमलंगा

दक्षिण अफ्रीका,

अगस्त 7, 2014

एच.आई.वी

नमस्ते, मैं अच्छी और स्वस्थ हूँ क्योंकि मैं एच.आई.वी + थी और मैं मरने वाली थी लेकिन मूत्र शुरु करने के बाद मैं ठीक और अच्छी हूँ। मेरा स्वास्थ्य बेहतर होने लगा और मैं बहुत प्रसन्न हूँ।

मैनें अपने बच्चों को भी परिचय करवाया और वे भी बहुत शक्तिशाली और स्वस्थ हैं। मैं कुछ और नहीं कहूँगी लेकिन मुझे अच्छा करने वाले मूत्र की सलाह दूँगी और अब मेरे पास जीवन में आशा है।धन्यवाद

नायरोबी,

केन्या

फरवरी 03, 2014

एच.आई.वी

प्रिय महोदय.

मैं पिछले साल से मूत्र चिकित्सा का प्रयोग कर रही हूँ। मैनें अपने स्वास्थ्य में बहुत सारे विकास पाए हैं।

मैं एच.आई.वी सकारात्मक हूँ, मेरी ऊर्जा जीवंत हो गयी है।

मैंने अस्थमा भी मूत्र से ठीक कर लिया। सामान्यत: मैं अपनी सुबह की मूत्र को तीन दिन प्रति हफ्ता प्रयोग करती हूँ। श्रेष्ठ सम्मान

मेस्फिन

इथोपिया

जनवरी 13, 2014

नमस्ते,

जीवन बचाने में सबसे मूल्यवान जानकारी को बाँटने के लिये बस आपको धन्यवाद करती हूँ...

दया सम्मान
चेन वी-ली,तैपेई, ताईवान
नवम्बर 27, 2013

दौरे

प्रिय महोदय,

मेरी दौरे पड़ने की तीव्रता असल में काफी कम हो गयी है। मानसिक शांति भी काफी बढ़ गई है। पहले मैं आसानी से ध्यान नहीं लगा सकती थी। अब मैं रोजाना ध्यान लगा सकती हूँ। मुख्य बदलाव जिसकी उम्मीद मैं अभी भी कर रही हूँ वह दौरे की आवृत्ति का है। यह सिर्फ सीमांत से ही नीचे आया है।

जीवन का सामना करने की मेरी हिम्मत भी अच्छी मात्रा में बढ़ गई है।सम्मान,

हर्ष वर्धन आर.
Secundrabad
नवम्बर 03, 2012

लाल चकत्ते

महोदय,

काफी प्रसन्नता है कहने में कि पिछले 25 साल से प्रयोग कर रहे होमियो दवा और पिछले 6-7 माह से प्रयोग कर रहे आयुर्वेदिक दवा की तुलना में सितम्बर, 2012 के आखरी हफ्ते में मूत्र चिकित्सा प्रारंभ करने के बाद मुझमें काफी सुधार हुआ है।

अब मैनें दोनों होमियो और आयुर्वेदिक दवायें बन्द कर दी है।

श्रेष्ठ सम्मान
एन. सुनेन्द्रन

unni15101952@yahoo.in
लुधियाना, पंजाब
नवम्बर 03, 2012

दाँतों में दर्द। मसूड़ों में सड़न

महोदय,

आजकल मैं अपने दर्द से पूरी तरह ठीक हूँ। मैं आपके सुझाव, रोजाना गीले पैकेट को रखना, पीना और गरारा का पालन कर रहा हूँ। आपके सहयोग के लिये धन्यवाद।

रोहित वी. रावल
rohit_raval27@yahoo.com
सूरत, गुजरात
नवम्बर 5, 2012

मोटापा

नमस्कार महोदय,

गुरुपूर्णिमा की हार्दिक शुभकामनाएं!

मुझे मूत्र चिकित्सा की प्रक्रिया के बारे में मेरा मार्ग दर्शन करने के लिये बहुत बहुत धन्यवाद। मैं आपका बहुत आभार व्यक्त करती हूँ। मुझे काफी अच्छा महसूस हो रहा है। मैनें लगभग 4 हफ्तों में 8 किलोग्राम वजन घटाया है। मैं अब और ऊर्जावान महसूस कर रही हूँ।

मैंने अपने आप लोगों को मूत्र चिकित्सा का प्रचार करना शुर कर दिया है मुझे पता है कि जो इस महान ज्ञान का सम्मान करेंगे। सहयोग के लिये आपका एक बार फिर से धन्यवाद।

राजेश्वरी जे. वी.
rajeshwari_jv@yahoo.co.in
सिकन्दराबाद
जुलाई 03, 2012

प्रतिरक्षा तंत्र

महोदय, मैं इस स्वमूत्र चिकित्सा से सही मायनों में प्रभावित हूँ। इंटरनेट और किताबों में कई लेखों को पढ़ने के बाद मैनें 4 दिन से इसे इस्तेमाल करना शुरु कर दिया है। मैनें प्रतिरक्षा तंत्र में सुधार, थकान, पेट दर्द, मुँहासे निकालने में चिकित्सा की शर्त पर शीघ्र परिणाम ज्ञात करें। यह किसी के लिये वरदान है जो जीवन में स्वास्थ्य के लिये सब कुछ इस्तेमात कर चुका है पर कुछ मिला नहीं।

मैं अपने सभी दोस्तों को इस अनोखी चिकित्सा को जल्द से जल्द रोग को ठीक करने के लिये अपनाने का सुझाव देता हूँ। मैं आपकी बेवसाइट पर भी ज्ञान ढूँढ़ने गया था। आपके इस चिकित्सा के प्रति आपके कदम प्रकांड है और आपकी नई किताब के अनावरण की शाम के लिये बधाइयाँ। लगे रहिये महोदय.....

जगदीश अकबरी
jagdish_akbari@rediffmail.com
सूरत, भारत
सितम्बर 18, 2012

अस्थि बंध घाव

26 सितम्बर 2011 को नितिन के साथ एक बहुत बड़ी दुर्घटना घ। उन्हें सिर, गर्दन, कन्धों, मेरुरज्जु और घुटनों में गंभीर अस्थि बंध घाव आये थे। कई चिकित्सकों से चिकित्सा उपचार लेने के बावजूद 13 माह से अस्थि बंध चोटों के कारण वह पूरे शरीर में तेज दर्द से पीड़ित थे। उन्हें बैठने, खड़े होने या चलने में असमर्थता होती थी और वह अपनी सामान्य गतिविधियों को भी नहीं कर पाते थे।

बेवसाइट पर जाने के बाद उन्होनें मुझे व्यक्तिगत रुप से विवरण के लिये संपर्क किया। उन्होनें अक्टूबर 2012 में मूत्र चिकित्सा प्रारंभ कर दी थी। 4 माह(अक्टूबर 2012 से जनवरी 2013) की अवधि में, वह अपने कष्टों से धीरे धीरे स्वस्थ होने लगे।

उनके सिर, गर्दन, कन्धों, मेरुरज्जु और घुटनों का दर्द 90% तक ठीक हो गया। वह अपनी सामान्य गतिविधियों को करने में सक्षम हो गये हैं।

ऊपर का विवरण उन्होनें टेलीफोन के जरिये 02-01-2013 को बताया।

ई-मेल के द्वारा पुष्टि:-

प्रिय महोदय,

मैं, नितिन इसके द्वारा स्वीकृत करता हूँ कि मेरे प्रिय श्री जगदीश जी के द्वारा निर्धारित की गई शिवाम्बू चिकित्सा ने मेरे कंधों, घुटनों और रीढ़ की हड्डी(गर्दन का दर्द सम्मलित करते हुये) में मेरे आकस्मिक अस्थि बंध की चोट में आश्चर्यजनक कार्य किये हैं। मैं 4 माह से उनके द्वारा दी गई चिकित्सा को चालू रखे हूँ और मुझे बहुत आराम महसूस हो रहा है। मेरे सुधार के अनुसार, मैं अपने आप को आश्वस्त करता हूँ कि वर्तमान में हो रही समस्याऐं भी जल्द ही ठीक हो जायेंगी। मैं भगवान शिव का कतृज्ञ हूँ कि उन्होनें इस ज्ञान को आपको प्रदान किया। मैं आशा करता हूँ कि उनकी इस चिकित्सा के ज्ञान सभी अक्षम रोगों के लिये प्रचलित हो सकें। स्वास्थ्य और प्राकृतिक जीवन जीने के लिये आपकी सभी शुभकामनाओं को धन्यवाद करता हूँ।

धन्यवाद और सम्मान,

नितिन

दिल्ली

जनवरी 10, 2013

चोट

मुझे आपका मेल मिला और मैनें प्रक्रिया का पालन करने की कोशिश की। मैं एक अन्य चीज और वर्णित करना चाहती हूँ कि मेरे पति पश्चिम बंगाल परिवहन निगम में हैं और यहाँ कई मजदूर हैं, जो मूत्र चिकित्सा का अभ्यास कर रहे हैं। (जब कार्य के दौरान वे चोटिल होते थे तब चोटिल अंग के बाहरी भाग पर मूत्र लगाते हैं)।

इनके अनुसार, चोटिल भाग पर मूत्र लगाने के बाद रक्तस्त्राव और दर्द में संवहनीय दवा की तुलना में जल्दी आराम मिलता है। तो मेरे द्वारा देखने और सुनने के बाद, वे अपने नाखून पर मूत्र लगाने लगे जो भाग काला था और दर्द से भरा था, उसमें सिर्फ 10 दिन लगाने के बाद, वह दर्द से मुक्त

हो गया सिर्फ काला निशान रह गया है। और जब वह पश्चिम बंगाल के मिदनापुर जिले में अपने गाँव गई, उसने साँप काटने के समय गरीब लोगों को मूत्र के चिकित्सकीय प्रयोग के बारे में बताया, क्योंकि बस के द्वारा गाँव से 2 घंटे की दूरी पर चिकित्सकीय सहायता है और जो सिर्फ दिन में चार बार मुहैया होती है।

आपका धन्यवाद।

अर्चना भट्टाचार्य
abhattacharyya34@gmail.com
कलकत्ता
नवम्बर 19, 2012

गले का रोग

प्रिय महोदय, श्री जगदीश आर. भूरानी

मैं जम्मू से 32 वर्षीय पुरुष हूँ और मैं आपको बताने के लिये बहुत उत्साहित हूँ कि वास्तव में मूत्र चिकित्सा काम करती है; मैं पिछले 3 साल से गले के रोग से पीड़ित था। मैनें चिकित्सक से सलाह ली और सबंधित दवा लेने लगा लेकिन मुझे कोई फलदायक परिणाम नहीं मिला।

20-02-2013 को मैनें स्वमूत्र चिकित्सा प्रारंभ कर दी और एक हफ्ते के अन्दर मुझे परिणाम मिला। यह वास्तव में बहुत अच्छी प्राकृतिक दवा है।

सम्मान
सुरेश कुमार
sureshje113@gmail.com
जम्मू
फरवरी 28, 2013

सामान्य स्वास्थ्य

प्रिय महोदय,

मैं आपको इतनी लाभदायक और सफल कहानी नेट पर डालने के लिये बहुत धन्यवाद करता हूँ।

मैं गुजरात सरकार में एक प्रदेश अफसर (मोबाइल: 09909979577) हूँ।

मैनें पिछले 2 माह से मूत्र चिकित्सा लगानी शुरु कर दी है और मेरी वसा और डायबीटीज कम हुई है। मुझे पहले से बहुत बेहतर महसूस होता है कि मेरे पास उत्साह जाहिर करने के लिये शब्द ही नहीं है। बिना मूत्र पीये दिन में ऐसा लगता है कि कुछ कमी है। मैं मूत्र को दिन में तीन बार लेता हूँ। सुबह-सुबह, खाने से 2 घंटे पहले और शाम में 6.00 pm को 200 ग्राम प्रति समय लेता हूँ।

मेरे निवेदन पर मेरे भतीजे की पत्नी जिगना, 35 वर्षीय, 87 किलोग्राम वजन, ने भी इस चिकित्सा को शुरु किया और वह भी बहुत बेहतर महसूस कर रही है और उसने 15 दिन के समय के अन्दर कुछ वजन भी कम कर लिया है। उसको सिरदर्द से भी तुरंत राहत मिल गयी है।

उसके बेटी सृष्टि के चेहरे पर भी के.एच.आई.एल थी जिसमें भी अब बहुत आराम है। उसने अपने चेहरे पर मूत्र को रगड़ना शुरु कर दिया। उसने यह 7 दिन के लिये करा और बेहतर महसूस किया।

मेरे भाई कृष्षावर्दन, उम्र 69 वर्ष, रिटायर अफसर, ने भी घुटनों की समस्या के लिये मूत्र चिकित्सा शुरु कर दी और उन्हें 1 माह के अन्दर आराम महसूस होने लगा। आपकी लम्बी, खुशहाल और स्वस्थ जीवन की कामना करता हूँ।

चैतन्य पारिख
chaitanyaparikh@rediffmail.com
गाँधीनगर, गुजरात
जनवरी 2013

मेरुरज्जु चोट D12

सम्मानित महोदय,

23 मई 2010 पर, मैं ड्यूटी पर था, कुल्लू (एच.पी.) में एक सुरंग में टाटा लोडर पर वापस आ रहा था, एक लगभग 70 - 80 किलोग्राम का भारी बोल्डर मेरे रीढ़ की हड्डी पर D12 पर फँस गया, इसके बाद मैंने अपने दोनों पैरों और पेट की मांसपेशियों (एब्स) की दांयी ओर के आधे हिस्से के दोनों

संवेदात्मक और मोटर कार्य खो चुका था और मूत्र और मल का नियंत्रण और संवेदना भी खो चुका था, तब मैंने 24 मई 2010 को चंडीगढ़ में ऑपरेशन कराया, अब मैं वॉकर के साथ चल रहा हूँ और मुझे अपने बांये पैर और दांये ओर के पैर और घुटने में पट्टी पहननी पड़ती है, अब मेरा दायां भाग बहुत कमजोर है, अपने घुटने का झुकने पर नियंत्रण नहीं है और मेरा मूत्र और मल संवेदना स्पष्ट है लेकिन नियंत्रण खराब है। अभी भी मेरे दांयें और बांये पैर में, जाँघ और कूल्हे के पीछे तरफ अकड़न है।

महोदय मुझे आपके बारे में 10 जनवरी को पता चला और मैंने मूत्र चिकित्सा को 12 फरवरी को शुरु किया, आज मेरा चौथा दिन है, अभी तक जो मैंने महसूस किया है नीचे दिया गया है

@ मेरी दांयी जाँघ और कूल्हे में विद्युत धारा जैसी भावना मिली

@ मेरी दांयी घुटने के सिकुड़न की थोड़ी अनुभूति हुई और शक्ति में सुधार हुआ है @ बांयी ओर पैर को उठा ने में सुधार हुआ है लेकिन थोड़ा-सा।

महोदय मैं आज से 3 लीटर मूत्र ले रहा हूँ और मुझे यकीन है कि ईश्वर की कृपा और आपकी शुभकामनाओं से मैं फिर चल सकूँगा। धन्यवाद महोदय|

मनप्रीत सिंह्
manpreet26singh@gmail.com
चंडीगढ़, पंजाब
फरवरी 27, 2013

कशोरुकासन्धिशोथ

हाँ, मैं मूत्र चिकित्सा कर रही हूँ।

मुझे कशोरुकासन्धिशोथ है और जब भी मुझे गर्दन या सिर में दर्द होता है तब मैं उसपर मूत्र लगाती हूँ।

यह वास्तव में कार्य करती है। मेरा दर्द गायब हो गया है।

मैं रोजाना मध्यधारा मूत्र पीती हूँ।

नमीता अरोरा
nameeta1973@gmail.com
मई 20, 2013

सफेद धब्बे

सम्मानित भूरानी जी,

आपके सुझाव के अनुसार मैंने मूत्र चिकित्सा इस्तेमाल की और इसको अद्भुत पाया। मेरे शरीर पर सफेद धब्बे रुक गये हैं और मुझे अप्रत्याशित प्रसन्नता महसूस हो रही है।

मेरा रक्त दाब सामान्य हो गया है और मुझे मेरे शरीर में बहुत ऊर्जा महसूस हो रही है।

इसने मेरी जिन्दगी बदल दी है। मैं इस मूत्र चिकित्सा को अपने बाकी के जीवन के लिये ग्रहण करूँगा और मैंने इस चिकित्सा को प्रकाशित करने का निर्णय लिया है। मेरे कुछ दोस्त भी इस चिकित्सा से लाभांवित हुए हैं।

रोगों के कारण मनोव्यथा के साथ जी रहे लोगों के लिये इस चिकित्सा को बढ़ावा देने के लिये धन्यवाद।

राजेश त्रिपाठी
rajesh.tripathi906@gmail.com
जूनागढ़, गुजरात
जुलाई 19, 2013

शिरानालशोथ

मैं शिरानालशोथ से जन्म से ग्रसित था। मुझे लगता है कि जब मैं 2 या 3 साल का था लेकिन इससे ज्यादा नहीं। ठीक एक साल पहले जब मैं 24 वर्ष का था तब मैंने अपना पवित्र पानी अर्थात मूत्र पीना शुरु कर दिया था और इसने मुझे 6 माह के अन्दर में पूरी तरह से ठीक कर दिया......

हाल ही में अस्वास्थ्यकर भोजन के कारण मैं संक्रमित हो गया और 1 घंटे की दर पर गंभीर दस्त से पीड़ित था...सिर्फ मूत्र को पीने और पेट पर

लगाने से मैंने अपने आप को 24 घंटों में ठीक कर लिया और 48 घंटों में वापस रास्ते पर आ गया...

उत्कर्ष दीप
जनवरी 13, 2014

शिरानाल समस्याऐं

नमस्ते जगदीश,

मेरे भाई ने पिछले 30 दिनों से मूत्र चिकित्सा प्रारंभ कर दी है और 8 किलोग्राम वजन भी कम कर लिया है और शिरानाल की समस्या से लगभग 95% तक छुटकारा पा लिया है जिससे वह बचपन से लगातार ग्रसित था। वह प्रतिदिन सुबह 1 गिलास मूत्र लेता है और ताजे मूत्र से अपनी नाक साफ करता है।

सम्मान
शाह नवाज
sidish0609@gmail.com
मई 25, 2013

एक्जिमा

नमस्ते श्री भूरानी,

मूत्र चिकित्सा से मेरी बेटी का 6 हफ्तों में लगभग 80% एक्जिमा ठीक हो गया है। मैं आपकी साइट का बहुत आभारी हूँ।

धन्यवाद

नेहा जोहाल
nehajohal@hotmail.com
यू.एस.ए.
जनवरी 21, 2014

बालों का गिरना

प्रिय श्री जे. भूरानी,

मैं मूत्र चिकित्सा करता हूँ पर रोजाना नहीं। मैं आपके द्वारा दी गई आहार सूची का पालन करना पसंद करूँगा लेकिन जैसा मैंने आपको बताया कि मैं नौकरी करता हूँ। व्यस्त शेड्यूल और आफिस माहौल के कारण मैं इस चिकित्सा को दिन में जारी नहीं रख पाता हूँ। मैं सुबह में 3:00 am पर मूत्र लेता हूँ।

मैंने मूत्र को बालों में लगाया और हाँ मुझे आपको बताते हुये खुशी हो रही है कि मुझे बाल गिरने की समस्या से छुटकारा मिल गया है और अब मैं रंग में भी थोड़ा बदलाव देख सकता हूँ।

सम्मान

समदेव व्यास

samdev24@gmail.com

जनवरी 13, 2014

कई हड्डियों का टूटना

मेरा मूत्र चिकित्सा के साथ बहुत अच्छा अनुभव है।

मैं दो साल से ज्यादा समय के लिये कई हड्डी फ्रैक्चर की वजह से बेड पर था और अब स्वस्थ हो रहा हूँ।

मेरी रोग प्रतिरोधक क्षमता भी मूत्र चिकित्सा शुरु करने के बाद से बढ़ गई है। आंतरिक बल बढ़ गया है और घाव भी ठीक हो रहे हैं।

यह बहुत अच्छा रोगाणुरोधक है और त्वचा समस्याओं पर बहुत अच्छा कार्य करती है।

मुझे नहीं पता है कि यह मेरी टूटी हुई हड्डियों को मजबूती दे रहा है या नहीं।

चौधरी 92

choudhary92@yahoo.com

जनवरी 21, 2014

गठिया

प्रिय महोदय,

मैं आपको एक 31 वर्षीय वृद्ध के बारे में बता सकता हूँ उन्हें एक समय में 5 जोड़ो की बहु गठिया हो गई थी।

वह बिना आराम के साथ आयुर्वेदिक और पीड़ाहर पर थे।

उन्होनें मूत्र चिकित्सा शुरु की और कुछ ही दिनों में दर्द में उन्हें आराम मिल गया।

उन्होनें 90% आराम के साथ 1 साल का इलाज पूरा किया।

जौनी पाउलोज
poulosejohny@gmail.com
जनवरी 20, 2014

कब्ज

विशेष रुप से पढ़ने के लिये आँखों की रोशनी के सुधार के बारे में मेरा मूत्र चिकित्सा का अनुभव है।

2. 4-5 खुराकों के अन्दर पेट विरोधी और कब्ज का निष्कासन होता है। एक हफ्ते के लिये अपने मूत्र से चेहरे को रगड़ने के द्वारा लड़कियों की त्वचा रोग जैसे मुहासों, तिल के लिये अद्भुत चेहरे की मालिश है जिसके सफल परिणाम है। जहर विरोधी, कुत्ते का काटना या दवा विरोधी प्रतिक्रियाऐं कुछ हैं। आप सकुशल एच.आई.वी विरोधी की सलाह दे सकते हैं। आपको इसको कुछ मरीजों पर प्रयास कर लेना चाहिये।

Surendra Jain
jainskin@yahoo.co.in
Faridabad
Jan 13, 2014

उत्तर के लिये धन्यवाद महोदय, मैं वास्तव में इसको प्रोत्साहित करता हूँ। ईश्वर आपके अद्भुत कार्य के लिये आपका भला करें जो आप मानवता के लिये कर रहे हैं। मैं प्रार्थना करता हूँ कि मैं आपसे व्यक्तिगत रुप से मिल

सकता। फिर से ईश्वर आपका भला करें, जब आपकी आवश्यकता होगी तो मैं आपको समय समय पर बताता रहूँगा।

डॉ पूलर
poolardr@yahoo.com
जनवरी 09, 2014

सामान्य स्वास्थ्य

बहुत बहुत धन्यवाद । हमें मूत्र चिकित्सा से लाभ प्राप्त हुये हैं। यही कारण है

1. पुरानी महिला दोस्त, 48 वर्षीय, को पूरे शरीर और खोपड़ी पर खुजली और सेप्टिक घाव हो गये थे और जैसे हर 2 हफ्तों में वह बार बार गलसुओ में सूजन से पीड़ित थी। एच.आई.वी. पॉजिटिव थी। अब उन्होनें मूत्र चिकित्सा प्रारंभ कर दी है। अब उनकी त्वचा साफ है। उनका सिर भी साफ है। अब उनके सामान्य बाल उग रहे हैं जिसमें गूंथे हुये बाल हैं और किसी गलसुओ में सूजन नहीं है।
2. 54 वर्षीय वृद्ध महिला को मधुमेह था जो बहुत बीमार थी कि वह काम और घर पर बीमारी के कारण पसीना आना और गिरने के लगातार दौरे पड़ने की वजह से रोजगार छोड़ने की योजना बना रही है। उनकी रक्त शर्करा की रीडिंग हमेशा 20 से 30 mmol रहती थी लेकिन मूत्र चिकित्सा के चार दिन बाद जब उन्होनें अपनी शर्करा जाँची तो यह
4. 8 mmol पर थी और वह बहुत खुश हैं।
3. 46 बर्षीय पुरुष को आघात हुआ था वह दांया अर्धांगघात था और वाणी खो गयी थी। उनकी पत्नी उन्हें अपना मूत्र दिया और अब वह बिना किसी सहारे के चल और बात कर रहे हैं। अब वह अपने मूत्र के साथ जारी कर रहे हैं।
4. 60 वर्षीय महिला को गंभीर कब्ज, गठिया और अनिद्रा थी। मूत्र चिकित्सा के बाद अब वह इन सभी रोगों से मुक्त है।
5. 68 वर्षीय महिला को पीड़ादायक घुटने, पीठ के निचले हिस्से में दर्द और एसबीपी 180/115 के साथ उच्च रक्तचाप था। कुछ ही दिनों

में, उनका रक्तचाप 100 62 तक गिरा गया और वह स्वतंत्र रूप से अपने घरेलू गतिविधियाँ करके बहुत खुश हैं।

6. 34 वर्षीय महिला शिक्षक को अपने सिर के केंद्र में गंजापन का अनुभव हुआ। बालों के झड़ना और उसने अपने बालों को मूत्र चिकित्सा में भिगोना और पीना शुरू कर दिया। दो सप्ताह में उनके बाल फिर से बढ़ने शुरू हो गये।
7. मैं खुद 45 वर्ष की हूँ। मेरे चेहरे पर बदसूरत निशान थे और प्लास्टिक सर्जरी की योजना बना रही थी। अब कुछ महीने के बाद मूत्र चिकित्सा पीने और सुबह और शाम अपने चेहरे को साफ करने के बाद निशान धीरे धीरे गायब हो रहे हैं।
8. 64 वर्षीय महिला ने अपनी आँखों में डालने के लिये मूत्र के प्रयोग के बाद अपनी दृष्टि में सुधार की सूचना दी।

स्टाम्पना ओसेनोट्स
stampana@gmail.com
जून 05, 2013

सामान्य स्वास्थ्य

नमस्ते श्री भुरानी जी,

यह रहा मेरा इच्छापत्र

जे. डब्लू. आर्मस्ट्रांग के द्वारा जीवन के जल के बारे में पढ़कर, मैंने अपने पीड़ादायक जोड़ों के दर्द, चेहरे और बालों को मजबूत करने के लिये मूत्र लगाने का निर्णय किया। मैंने हर रोज सुबह अपना मूत्र पीना शुरु कर दिया।

मैंने नवम्बर 2013 में अपना इलाज शुरु किया। तीन माह बाद मैं यह बताते हुये प्रसन्न हूँ कि मुझे मेरे पैरों में कोई पीड़ा नहीं है, मेरी त्वचा एक और रंग के साथ निखरी हुई दिखाई देने लगी है और मेरे बाल ना सिर्फ वास्तविक रंग में वापस आ गये हैं, बल्कि स्वस्थ लगने लगे हैं।

मेरी पत्नी, बेटे और मेरे पिता भी समान परिणामों के साथ मूत्र चिकित्सा अपना रहे हैं।

मैं सभी को मूत्र चिकित्सा लेने की सलाह दूँगा।

अब समय इलाज के बदले उपचार का आया है।

आपका भवदीय,

डेव रियर्डन
marie.reardon3@btinternet.com
न्यूपोर्ट, यूनाइटेड किंगडम
फरवरी 09, 2014

शक्तिशाली

नमस्ते चिकित्सक,

आप कैसे हैं? मैं सुबह में जल्दी एक गिलास मूत्र पीता हूँ, 20 से 30 मिनट रुककर अपने पूरे शरीर को मूत्र के साथ मालिश करता हूँ और नीम की पत्ती के पाउडर का प्रयोग करके गर्म पानी से नहाता हूँ।

मैं साबुन का प्रयोग नहीं करता हूँ। मैं इसे शाम में भी करता हूँ।

परिणाम बहुत अच्छे हैं। मैनें किसी इलाज में इतना सुधार नहीं देखा।

मैंने मूत्र के साथ अपने हाथों की मालिश की और रुई के साथ नहीं।

मैंने इसे रुई से ज्यादा सहज पाया।

मैं बहुत ताजा और शक्तिशाली महसूस कर रहा हूँ।

जी.एस. राज
gsraj_1957@yahoo.co.in
फरवरी 03, 2014

प्रिय जे. भूरानी,

मैंने मूत्र चिकित्सा को जारी रखा है। मुझे बहुत शक्ति और बल मिला। मैंने अपने चाचा से सिफारिश की। वह डायबीटीज के मरीज हैं। उन्होनें मुझे बताया कि मूत्र चिकित्सा को 2 हफ्तों के लिये प्रयोग करने के बाद शर्करा का स्तर 230 से 170 तक गिर गया है।

उनका स्वास्थ्य काफी सुधर गया है और वह किसान हैं।

अब उन्होनें खेती शुरु की है जिसमें उन्हें अपनी रोजाना ड्यूटी करने में पहले असमर्थता होती थी।

मेसफिन मुर्गा
इथोपिया
मई 21, 2013

मूत्र चिकित्सा से लाभ

नमस्ते जगदीश,

मैंने अभी दो सालों के लिये मूत्र चिकित्सा का अभ्यास किया है, सिर्फ एक प्रयोग की तरह शुरू कर मैं अन्य वैकल्पिक स्वास्थ्य प्रोटोकॉल जांच कर रहा था, लेकिन जल्द ही यह पाया कि मेरे सामान्य स्वास्थ्य के साथ-साथ मेरी तंदरुस्ती में भी सुधार हुआ और उस समय के बाद मैं कोई बीमारी से पीड़ित नहीं हुआ हूँ, ना ही सर्दी से।

मैं अस्थमा के अलावा कई गंभीर बीमारियों से पीड़ित था, जो बिल्लियों और कुत्तों की एलर्जी के द्वारा होती हैं, लेकिन यह भी बहुत कम जलन (मुश्किल से ध्यान देना) के साथ थम जाती है।

जैसे कि अगले प्रयोग की तरह मैंने यह देखने के लिये कि कोई व्यक्ति सिर्फ मूत्र पर रह सकता है, के लिये 30 दिनों का मूत्र उपवास पूरा किया। मेरे द्वारा उत्पन्न किया गया सारा मूत्र का उपभोग मैंने किया है और दिन में एक बार इससे नहाया हूँ और इस समय में मैंने ना ही भोजन खाया या पानी पिया है। जो निम्न में उपवास के परिणाम की सूची है:

- अचिल्लेस टेंडन आपरेशन की जगह से दर्द गायब हो गया है
- समान आपरेशन से पैर में क्षतिग्रस्त नस ठीक हो गयी है
- मेरे अंगों का लचीलापन वापस आ गया है (जब मैं 16 का था तब पहली बार के लिये मैं पूरे कमल स्थिति आ सकता था)
- मेरे फेफड़े पुनर्जीवित हो गये (मुझे 5 साल पहले बताया गया था कि मेरे पास 70 वर्षीय वृद्ध के फेफड़े है, अब मैं बिना बेदम होकर लम्बी दूरी दौड़ सकता हूँ)
- जोड़ो का दर्द और मेरे कंधों में चरमराहट की आवाज चली गई है

- मैंने काफी वजन कम करा है (मैंने अपने आपका वजन नहीं किया था क्योंकि यह मेरे प्रयोग का भाग नहीं था लेकिन मेरी बेल्ट 7 खाँचों में जाने लगी है)
- मेरे चेहरे पर रेखाऐं और झुर्रियाँ सपाट हो गई थीं मेरे बाल वापस उगने लगे
- थे।

डेव मर्फी
dmurphy25@gmail.com
बैसिलडन, यू.के.
फरवरी 4, 2013

मूत्र चिकित्सा यह वास्तव में कार्य करती है।

यह फिर साल का वह समय है जहाँ सभी धूप सेंकना चाहते हैं और टैन हो जाता है और मुझे भी।

यह कहा जाता है कि एक अच्छा वैज्ञानिक प्रयोग अपने आप पर करता है और मैंने भी वैसा ही किया। मैं मूत्र चिकित्सा में शोध संचालित कर रहा हूँ और नाटकीय परिणाम के साथ अपने मूत्र को अपने आप पर प्रयोग करने का निर्णय किया है।

मैं पिछले तीन माह से धूप सेंक रही हूँ और मेरी त्वचा लाल, खुजली, पपड़ीदार और चकत्तेदार हो जाती हैं जो धब्बेदार, घाव और मवाद से भरकर निकलने शुरु हो जाते हैं।

बिना समय खोये मैंने सोचा कि मुझे अपने मूत्र को अपने लिये प्रामाणिकता जाँचने और परिणाम देखने के लिये प्रयोग करना चाहिये।

मैंने अपने शरीर को फलालैन का प्रयोग करके धुला और मुझे आश्चर्य है कि खुजली बन्द हो गई, चकत्ते, घाव, मवाद, सब कुछ सामान्य पर वापस आ गया है। मेरी त्वचा भी पहले से साफ सुथरी और चिकिनी हो गई है।

हमारे मूत्र में रसायनिक तत्व होते हैं जो शरीर को ठीक करते हैं। इसे त्वचा पर लगाकर या पीकर प्रयोग किया जा सकता है और यह त्वचा

कैंसर और त्वचा के सभी आंतरिक संक्रमण और रोगों से लड़ने में सहायता करता है।

ऐंजेला ब्राउन-आत्मनिर्भर अनुसंधानकर्ता
बी.एस.सी (ऑनर्स) जैविक विज्ञान
angelabrown007an@aol.co.uk
जुलाई 21, 2013

नमस्ते,

मैंने कुछ समय के लिये मूत्र चिकित्सा की है और पाया कि यह त्वचा के कैंसर को ठीक करती है और सामान्य में मुझे ऊर्जा में बढ़ावा देती है। मूत्र चिकित्सा से होने वाले स्वास्थ्य प्रभाव क्या हैं और कौन से प्रभाव सिर्फ मेरे हैं जो मुझे बताते हैं कि मुझे बेहतर महसूस हो रहा है क्योंकि मैं मूत्र चिकित्सा कर रहा हूँ, की सूचना के लिये मेरे पास कोई औपचारिक ज्ञान नहीं है।

मैंने यह माना कि कुछ सकारात्मक लाभ कूटभेषज प्रभाव के कारण है। मुझे सुनने में बहुत रुचि है कि क्या वैज्ञानिक निष्कर्ष आपकी द्वारा की गई पढ़ाई से आये हैं।

धन्यवाद,

हरगोविंद खालसा
hargobind_939@yahoo.com
जनवरी 21, 2014

प्रिय डॉ जगदीश भूरानी,

जैसा कि मैंने वादा किया था, मैंने तुरंत अस्पताल से डिस्चार्ज होने के बाद 29 अगस्त 2013 को मूत्र चिकित्सा प्रारम्भ की थी।

मेरी नयी प्रगति यह है कि मेरी बांयी भुजा मेरी नाक को छू सकती है और मैं बिना डंडे के धीरे-धीरे 30 मीटर चल सकता हूँ।

मध्य जोड़ के सहारे से मेरी बांयी भुजा को 108 बार से ज्यादा ऊपर/ नीचे कर सकता हूँ।

मेरी उंगलियाँ भी थोड़ी थोड़ी चलने लगी हैं – हालंकि कमजोर अभी भी हैं।

हमने रक्त चाप को जाँचा और पाया कि रक्त चाप पर बहुत सारा स्वमूत्र पीने से कोई दुष्प्रभाव नहीं होता है।

मुझमें मूत्र चिकित्सा के लिये आत्मविश्वास, साहस और सहन करने की शक्ति है। मैं आशा करता हूँ कि आप मुझे ज्यादा विस्तृत सलाह देना जारी रखें।

श्रेष्ठ सम्मान

लियोन न्यू
eonnew2
009@gmail.com
कैलिफोर्निया, यू.एस.ए.
सितम्बर 02, 2013

एक उत्तम अनुभव

नमस्ते श्री जगदीश,

यह उत्त्म अनुभव है। असल में मैंने इस चिकित्सा को अपने आप कुछ किताबें पढ़ कर लगभग 2004 में शुरू किया, लेकिन निर्देशन और लिखित ज्ञान की कमी के कारण मैंने इसे रोक दिया। लेकिन बाद में, मुझे इंटरनेट और किताबों (अंग्रेजी और मराठी) से कुछ और साहित्य मिल गया। मैंने चिकित्सा को मई 2012 में फिर से शुरु कर दी और इसे जारी रखा। मैं 50 का हूँ और उच्च रक्त चाप (157:85) की सीमा पर था और चिकित्सक की सलाह पर रोजाना एन्वास 2.5 लेने लगा था।

मेरे पैरों में कुछ सूजन है। इस चिकित्सा को शुरु करने के बाद, सूजन पूरी तरह चली गई। कोई कब्ज नही है और और अब हफ्ते में केवल एक या दो बार ही एन्वास 2.5 लेनी पड़ती है। और रक्त चाप (137:72) की सीमा में आ गया है। मैं पूरे दिन ताजा महसूस करता हूँ। पहले मैं थक जाता था और बहुत सारा पानी पीने के बाद भी थकान/तनाव नहीं जाता था।

मैं कोर्पोरेट व्यक्ति हूँ जिसके पास दैनिक आधार पर बहुत काम करने के लिये होती हैं। मैं सभी को भविष्य की बीमारियाँ और जटिलताओं को दूर करने के लिये इस चिकित्सा को शुरु करने की सलाह दूँगा।

ईश्वर महान है इसको मैं सही समय पर समझ आ गया था।

इस चिकित्सा को करते समय आपको शुद्ध शाकाहारी होना चाहिये जिसे मैंने कठिन पाया।

मैं एक हफ्ते में एक बार मछली खाता हूँ और मछली खाने के बाद एक दिन के लिये मूत्र से बचता हूँ।

सभी के लाभ के लिये मैं इसका उत्तर तुरंत दे रहा हूँ।

भवदीय,

संजय किनी
शाखा प्रबंधक (ई.सी.जी.सी ऑफ इंडिया लिमिटेड)
sanjay.kini@ecgc.in
सूरत,
जनवरी 15, 2014

ए.यू.एम. चमत्कार

मैंने लगभग 25 वर्षों के लिए ए.यू.एम [स्वत:-मूत्र चिकित्सा] का अभ्यास किया है और और इसके चमत्कार देखे, लेकिन अपनी असीमित शक्तियों की स्थापना के लिए दुनिया भर में हर जगह शानदार उदाहरण मेरे भाइयों और बहनों ने दिये हैं।

5 मई 2005 को मेरी एक प्राध्यापक दोस्त अपनी नवविवाहित पत्नी और अपने माता पिता को गुप्त रुप से यह बताया कि उसमें मर्दानगी का अभाव है और जब मैंने उस युवा महिला का चेहरा देखा, उसकी आँखों से आंसू गिर रहे थे।

हालांकि मैं दर्जन भर चिकित्साओं का ज्ञानी हूँ, तुरंत मैंने यूएएम के बारे में सोचा और उनसे पूछा कि क्या वे दोनों अति सावधानी के साथ मेरी द्वारा दी गई सलाह का पालन करेंगे।पैट ने मेरे निर्देशों का अनुपालन करने के लिये सकारात्मक जवाब दिया। सच कहूँ तो उन्होनें मेरे नाजुक सवालों में से कुछ के जवाब दिए और एक पल में मैं उनकी खामियों को समझ सका। तब ए.यू.एम. की एक निश्चित मात्रा का आंतरिक रुप से उपभोग करने और बाहय रुप से अच्छी तरह से इसे लगाने के लिये मैंने उनके लिये

कठोर आहार का एक सेट निर्धारित किया और उन्हें एक बच्चा पैदा करने के लिए एक गुप्त 'तथ्य' दे दिया था। उनके मासिक धर्म चक्र की अवधि की गणना के बाद मैंने निष्कर्ष निकाला जो कहता है कि यदि वे मेरे विनिर्देशों का पालन करते हैं, युवा महिला अगस्त के पहले सप्ताह में - इसलिये ठीक तीन महीने में गर्भ धारण कर सकती है।

अब हर बार और तब वे मेरी मदद लेते हैं जिसके लिये आसानी से आगे आता हूँ। 7 अगस्त को 9.00 pm को हमारे सभी प्रयास सफल हुये, उन्होनें मुझे बिना देर किये अपने गर्भ धारण की कल्पना की रचना के बारे में सूचित किया। मैंने आश्वासन दिया कि यह लड़का होगा। विधिवत उन्होनें एक बेटे को जन्म दिया और उनके सभी परिवार जनों नें मुझे उस बच्चे को ज्योतिषी के अनुसार नाम देने के लिये विनती की, जिसके लिये मैंने विनम्रतापूर्वक मना कर दिया।

यह निश्चित रुप से शिवाम्बू की जीत है, ना की भगवान शिव के एक विनम्र भक्त (गुलाम) को श्रेय जाता है। {अब, वह मदुरै में एक प्रमुख कॉलेज के अंग्रेजी विभाग का प्रमुख हैं, जहाँ देवी मीनाक्षी और स्वामी चोकनाथर का वास है}

यह घटनाक्रम ए.यू.एम. के लिये सूक्ष्म कौशल पर रोशनी डालता है।

जैसे कि 5,00 साल पहले भगवान शिव ने अपनी देवी पत्नी देवी उमा को राजी किया था।

सर्वव्यापी माता पिता के पवित्र चरणों में नमस्कार। ॐ शांति।

बाला सुबरामनियन वी. के.
prof.vkb@gmail.com
जनवरी 18, 2014

पूछने के लिये धन्यवाद। हाँ हमारे पास मूत्र चिकित्सा के लाभों पर कई प्रशंसापत्र हैं। मैं इसके बारे में फिर से बाहर जाकर और जानकारी इकट्ठा करने की कोशिश करूँगा और यदि मुमकिन हो सका तो मैं चित्र भी भेजना पसंद करूँगा।

मेरे 62 वर्षीय वृद्ध चाचा को यकृत विक्षेप चौथे स्टेज के पेट के कैंसर से निदान हुआ था।

उन्हें पेट हटाने के लिये सर्जरी के लिये कहा गया था मैंने उन्हें उनके द्वारा उत्पन्न हुये मूत्र की प्रत्येक बूँद को पीने की सलाह दी और उन्होनें किया।

उनकी सर्जरी चौथे हफ्ते में हुई थी और शल्य चिकित्सक ने उन्हें बताया कि उनका यकृत ठीक हो रहा है और अब कीमो पर वह अच्छा कर रहे हैं और अभी तक मूत्र जारी है।

दूसरी आंटी को बहु गर्भाशय फाइब्रॉएड थे जो गर्भाशय हटाने के लिये सर्जरी के लिये दर्ज थी। मैंने उन्हें दिसम्बर 2012 में मूत्र चिकित्सा के बारे में बताया और उन्हें जुलाई 2013 के लिये एडमिट करवाया। जब वह दाखिले के लिये गई प्रसूतिशास्त्री के पास गई तो उन्होनें उनकी सर्जरी यह कहते हुये रद्द कर दी कि उनका परीक्षण करने बाद उन्हें सर्जरी की आवश्यकता नहीं है और जाँच की। यहाँ उन्हें कुछ और व्यवस्थित होने दे, और साक्षात्कार करें और भेजें।

हम यहाँ बोट्सवाना में भी मूत्र चिकित्सा प्रारंभ करना चाहते हैं। इसके लिये पहले मुझे कुछ मूत्र चिकित्सा की किताबें जैसे

योर ओन परफेक्ट मेडिसिन बाई मारथा क्रिस्टी,

दी गोल्डन फाउंटेन बाई सीओन वोइ क्रून,

मिरेकिल्स आफ यूरिन थेरेपी बाई मित्तल सी. पटेल,

वॉटर आफ लाइफ बाय जॉन आर्मस्ट्रांग की हार्ड कॉपी का इंतेजाम करना होगा। मेरी दोस्त ने लोबैट्से से फोन किया क्योंकि वह इसके बारे में बहुत उत्साहित है।

सटाम्पाना ओसेनोट्से
stampana@gmail.com
बोट्सवाना,
जनवरी 17, 2014

नमस्कार,

चिकित्सा की उपाख्यानात्मक रिपोर्टिंग से विख्यात लाभ शामिल है लेकिन सीमित नहीं है...

वायरल या जीवाणु सर्दी के बीमारी के समय को कम किया है

लगाने पर दर्द निवारक, जलन विरोधी है

5 मिलीलीटर जीभ के अन्दर लगाना उपयोगी है जैसे निवारक की तरह कार्य करता है बच्चों के प्रतिरक्षा तंत्र को मजबूत बनाता है

नेत्र दृष्टि में नाटकीय रुप से सुधार हो रहा है

घबराहट कम होती

आरामदायक नींद को बढ़ाता है

नियमित मल नर्म हो जाता है

त्वचा की प्रकृती सुधर जाती है

त्वचा युवा दिखने लगती है

चयापचय बढ़ गया

भूख बढ़ गई

दाग लुप्त होने लगे

नाखून के कवक हटने के संकेत देने लगे यदि निगले और विषयानुसार लगाएं मन शांत करता है

एलर्जी के लक्षण को कम करता है

ऊर्जा बढ़ती है

अंतर्वर्धित बिल्ली के नाखून पर विषयानुसार इस्तेमाल करने पर सही हो जाता है

यह छोटी सूची है लेकिन सभी कार्बनिक लस मुक्त भोजन खाने के समय किया जाता था। और पोषण संबंधी अनुपूरक के लिये खुराक ले रही हैं।

कृपया मुझे बताएं कि आपको यदि कोई अन्य जानकारी की आवश्यकता हो। मैं एक पंजीकृत नर्स हूँ और हम शुरु करने के बाद से लक्षणों का दस्तावेजीकरण करते हैं।

ऐ रौस
amyeross7@gmail.com
जनवरी 22, 2014

स्टीव पौनजेल

मेरे स्वास्थ्य पर छः सुधार

बेवसाइट और सहायक ई-मेलों के लिये धन्यवाद। मैंने उन सलाहों का पालन किया है और बड़े परिणाम मालूम हुये हैं।

पिछले हफ्ते से लेकर सप्ताह के अंत तक के लिये मूत्र चिकित्सा के परिणामस्वरुप मेरे अनुभव इस प्रकार है:

i) मैं स्पष्टता के साथ साँस ले रहा हूँ और मेरी नाक बलगम के बिना रुक गई थी जैसा बचपन में होता था।

ii) मेरे आँखों के नीचे काली रेखाऐं थी और मूत्र चिकित्सा की प्रतिदिन बारंबार मालिश के बाद, यह साफ होना शुरु हो गयी है और जल्द ही चली जायेंगी।

iii) मैंने काफी मलोत्सर्ग अनुभव किये हैं और महसूस हुआ कि मेरी पाचक पथ भी साफ और पुन:स्थापित हो रहा है क्योंकि मुझे तुरंत ऊर्जा भोजन के बाहर से प्राप्त हो रही है जो मैं ले रहा हूँ।

iv) मैंने मूत्र चिकित्सा करने से पहले से सामान्य में ज्यादा ऊर्जा अनुभव की।

v) मैंने अब मूत्र चिकित्सा अपने सीने पर लगानी शुरु कर दी है जिस पर कुछ सफेद धब्बे हो गये थे। मेरे चेहेरे की त्वचा हल्की, उज्जवल और चिकनी हो गई है और मेरे बाल भी ज्यादा रेशमी और काले हो गये हैं।

मैंने मूत्र चिकित्सा को खुले हाथों के साथ ग्रहण किया और सुबह की गर्म चाय या कॉफी के स्थान पर सुबह के गर्म पेय को पसंद किया। यह श्रेष्ठ पेय बन गया है। मैं इसके साथ प्रेम में पड़ गया हूँ।

खोज और बेवसाइट पर जानकारी का विवरण बाँटने के लिये बहुत बहुत धन्यवाद। ईश्वर आपका और अधिक भला करें।

सम्मान,

स्टीव पौनजेल
steven.ponjel@gmail.com
मार्च 30, 2014

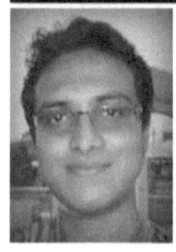

उत्कर्ष दीप
उम्र: 25 वर्ष

इस अद्भुत जल के साथ मेरा अनुभव:

मैं 20 साल से ज्यादा के लिये शिरानालशोथ से पीड़ित था। लोग अपना बचपन खेल खेलने और जिन्दगी जीने में लगाते हैं पर मैनें अपना बचपन शिरानाल, निमोनिया, साँस लेने में दिक्कत के साथ गुजारा है। असल में, मौसम बदलाव के समय बीमारी में बढ़ोत्तरी सार्वभौम सत्य है। मेरा सर्वश्रेष्ठ ऐलिपेथिक, होमियोपैथिक और आयुर्वेदिक चिकित्सकों के द्वारा इलाज हो रहा था। लेकिन परिणाम शून्य था। मुझे बवासीर (खूनी बवासीर) था। अब ईश्वर की कृपा से मैंने अपना मूत्र पीना शुरु किया और इसका 2 साल के लिये सख्त अनुनायी होने से, मैंने निम्नलिखित पर ध्यान दिया:

1. कोई शिरानाल और बवासीर नहीं है।
2. कोई भी दस्त नहीं है। मैंने दो दिन के लिये प्रत्येक 1 घंटे में बारंबार दस्त के साथ गंभीर दस्त से जूझ रहा था लेकिन मूत्र ने इसे ठीक कर दिया।
3. कड़े कठिन परिश्रम के बाद भी मेरे शरीर में कोई दर्द नहीं है
4. मजबूती और कार्य क्षमता में बढ़ोत्तरी।
5. आँखों की रोशनी में सुधार (25 साल से ज्यादा के लिये कम आँखों की रोशनी)

6. स्मरण शक्ति में बढ़ोत्तरी (कम स्मरणशक्ति थी)
7. अपनी वसा को कम किया और शरीर को मूत्र चिकित्सा के प्रयोग से पतला और दुरुस्त बनाया।

उत्कर्ष दीप
utkarshdeep_1991@rediffmail.com
नवम्बर 10, 2014

प्रिय जे भूरानी,

सबसे बड़ी जानकारी बाँटने ले लिये धन्यवाद। आपको यह सूचित किया जाता है कि मूत्र चिकित्सा बहुत प्रभावशाली है और रोग को बहुत जल्द ठीक कर सकती है। मैं यह क्यों कह रही हूँ क्योंकि दो दिन पहले मैं मेरे दोनों कन्धों में फोड़ों से पीड़ित थी और मेरे शरीर में पिछले दो दिनों से बुखार था। तथापि पीने और मेरी दोनों कन्धों में फोड़ो से प्रभावित भाग पर रगड़ने के बाद प्रत्येक बार मैंने मूत्र त्याग किया। अब मैं ताजा महसूस कर रहा हूँ और फोड़े भी अब अधिक दर्द नहीं कर रहे हैं और मुझे उसके बाद बुखार भी महसूस नहीं हुआ है।

सम्मान,

साओजिन्हा अमरल
saozinha_amaral@yahoo.com
मार्च 20, 2014

सम्मानित भूरानी जी, नमस्ते,

पिछले दो सालों से, मूत्र चिकित्सा चल रही है। मुश्किल से महीने में 3 से 4 दिन, यदाकदा यह मूत्र को पीना सम्भव नहीं हो पाता है। मैं पूरे दिन बहुत ताजगी महसूस करता हूँ। मैं रोजाना मूत्र के साथ मालिश करता हूँ। तब मैं कोई साबुन इस्तेमाल नहीं करता हूँ। मैं मूत्र को शेविंग के लिये भी प्रयोग करता हूँ, शेविंग क्रीम का प्रयोग नहीं करता। मैं ज्यादातर छोटी-छोटी शिकायतों जैसे पेट में दर्द, सिरदर्द, कमर में दर्द, पैर के निचले भाग (मांसपेशियों) में दर्द आदि से मुक्त रहता हूँ।

अपने आप की प्रशंसा नहीं करनी चाहिये, लेकिन कई बार मुझे जानने वाले लोग मुझसे कहते हैं कि मैं युवा दिख रहा हूँ तो आखिर क्या बात है (मेरी उम्र 58 चल रही है)। मुझे मूत्र चिकित्सा के साथ डायबीटीज नियंत्रित करने में भी लाभ है। मै और लिखना/बोलना चाहता हूँ, लेकिन यहाँ अंग्रेजी भाषा की सीमा है, मैं सिर्फ यह कहना चाहता हूँ कि मूत्र पूरे स्वास्थ्य को संतुलित करने के लिये उत्तम है; यह ईश्वर के द्वारा दिया गया महान और मूल्यवान उपहार है जिसे किसी को जीवन में व्यावहारिक तरीके में इसे जानना और लागू करना चाहिये।

आपको शुभकामनायें, ईश्वर आपको मानवता की सेवा के लिये लम्बी उम्र प्रदान करें।

चैतन्य पारिख
chaitanyaparikh@rediffmail.com
गाँधीनगर, गुजरात, मोबाइल:
087350 18182
नवम्बर 11, 2014

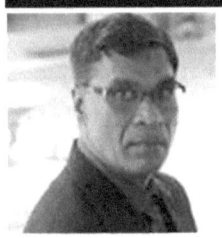

प्रिय जगदीश,

पहले मैं विभिन्न प्रकार के रोगों के साथ पीड़ित लोगों को सुविधा देने के आपके प्रयासों की सराहना करता हूँ। यदि मैं अपने आप के बारे में प्रकाश डालूँ, तो मैं 1958 में पैदा हुआ। मेरा गृहनगर कैंडी है। मैं विक्षेप स्पर्धाओं जैसे गोला फेंक और चक्का फेंक में खिलाड़ी था या हूँ।

मेरी शिक्षा के दौरान [19 सत्तर दशक], मुझे गंभीर बवासीर की समस्या थी। मैने विभिन्न चिकित्सकों और विभिन्न चिकित्सा पद्धति से इलाज कराया और अंतिम परिणाम शून्य उपचार हुआ। इसके साथ ही बहुत गम्भीरता से बुरी परिस्थितियों से बचने के लिये मैंने भोजन प्रबंधन किया। इतना ही नहीं, मेरी उम्र की चालीसवें वर्ष में कोलेस्ट्रोल का स्तर [लगभग 250-300] भी तेजी से बढ़ गया।

मैं अपने दिन प्रतिदिन की शारीरिक कसरत कर चुका था, लेकिन शरीर का वजन बढ़ रहा था। मैं इस साल मार्च के माह में, जब मैं अपने वाहन बोलेरो के लिये शामियाना ठीक करने में व्यस्त था, मुझे एक किताब जिसमें योग की कसरतों के बारे में पढ़ने का मौका मिला। तब इस मूल्यवान सामग्री को देखा और हमने पूर्णतया चर्चा की। मुख्य मैकेनिक, एक सहायक और मैंने मूत्र चिकित्सा शुरु करने का संकल्प लिया।

लेकिन हम में से कोई भी करने में असफल नहीं हुआ। तथापि मैनें

अपनी समस्याओं “बवासीर,” “अधिक वसा” के बारे सोंचा। तो मेरे दिमाग ने मुझे मूत्र चिकित्सा के लिये जोर दिया।

मैंने थोड़ा-थोड़ा करके मूत्र पीना अधिक कर दिया और अंततः मैं सोने से पहले 300 मिलीलीटर और सुबह प्रातःकाल में 300 मिलीलीटर लेना शुरु कर दिया। मुझे 2 हफ्तों बाद परिणाम मालूम हुये। लचीलापन, बवासीर का ठीक होना 5 किलोग्राम वजन कम होना आदि सुधार हैं। यहाँ तक अपने चेहरे के शेव के लिये, आप मूत्र को इस्तेमाल कर सकते हैं, लेकिन मैं आपको अपनी आँखें मूत्र से धोने को नहीं कह रहा हूँ क्योंकि मुझे असहजता होती है क्योंकि मुझे कड़ी पीड़ादायक संवेदना होती है। और मुख्यतः मुँह को धुलना गले की समस्या जैसे गले में घाव, आवाज में परिवर्तन के लिये आसान और सहज लगता है। मुख्यतः मुझे कृत्रिम दवा के प्रयोग से नफरत है क्योंकि ये असहजता के साथ विभिन्न समस्याऐं जैसे जठरशोथ, सिर दर्द को करती हैं। इसलिये मेरा कार्मिक विचार है कि प्राकृतिक चिकित्सा पद्धति के साथ जाना चाहिये और अपने स्वास्थ्य दूसरा समय और तीसरा पैसा को सुरक्षित करना चाहिये।

मिथिला बांद्रा
mithila789@gmail.com
नवम्बर 11, 2014

सम्मानित महोदय,

इंडियन एक्सप्रेस जैसे प्रतिष्ठित अखबार में दिखने के लिये बधाइयाँ। यह जागरुकता फैलाने और इससे जुड़ी पाबंदी को कम करने की दिशा में एक कदम होगा। मैंने अपने माता-पिता को जीवन के इस तरीके को अपनाने के लिये भी प्रोत्साहित किया। आशापूर्वक, वे भी मेरे स्वास्थ्य में सुधार देखने के बाद करेंगे।

स्नेहा यादव
snehay.iitkgp@gmail.com
खड़गपुर
फरवरी 23, 2014

विवरण बाँटने के लिये धन्यवाद, पिछले एक माह से मूत्र चिकित्सा का अभ्यास करने के बाद मैं गठिया से लगभग ठीक हो गया हूँ और मेरा घेंघा

भी सुधर रहा है। मैं कोई दवा से नहीं ठीक हुआ हूँ बल्कि मूत्र चिकित्सा से ठीक हुआ हूँ। यह चमत्कार है और इसका पूरा श्रेय आपके हर वक्त दिये गये सुझाव और निर्देशन को जाता है।

धन्यवाद और सम्मान,

संतोष नावादे

santhosh.nawade@bankofamerica.com

फरवरी 24, 2014

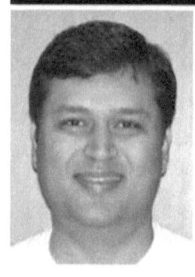

सम्मानित श्री भुरानी,

मैनें अपने स्वंय के मूत्र से बहुत लाभ प्राप्त किये और इसके साथ अपने शरीर पर हल्की मालिश की। मार्च 2013 से मैं मूत्र चिकित्सा का अभ्यास करने लगा। प्राप्त हुये लाभ इस प्रकार हैं-

मेरी रोग प्रतिरोधक क्षमता बढ़ गयी है। जब भी मौसम बदलता या नयी जगह की यात्रा के बाद मुझे अधिक सर्दी हो जाती थी। क्योंकि मैनें मूत्र चिकित्सा का अभ्यास प्रारम्भ कर दिया था, मुझे सर्दी खाँसी या बुखार नहीं होता है। सिर्फ एक बार मेरी नाक बहती थी, जो एक दिन के अन्दर अपने आप ठीक हो जाती थी। आंतो की सफाई और उत्तम मलोत्सर्ग होता है।

यह गैस और अम्ल रोग की गम्भीर समस्या को ठीक करती है। यह मुझे शरीर का अतिरिक्त वजन कम करने मे सहायता है। विशेष रूप से यह मेरी हथेलियों की त्वचा और सामन्य त्वचा को नरम, प्राकृतिक रूप से नम और चमकदार बनाती है। त्वचा के सूखे धब्बे भी ठीक हो गये हैं।

इसको बालों पर लगाने से, बिना साबुन, शैम्पू या तेल के मेरे बाल नरम हो गये हैं और प्रकृतिक रूप से स्वस्थ दिखाई देने लगे हैं। रूसी के कारण हो रही खुजली में यह आराम देती है और यह कुछ दिनों में ठीक हो गई है। मैं शेविंग क्रीम के बावजूद मूत्र इस्तेमाल करता हूँ और शेव के बाद भी। यह उसके जैसा ही कार्य करती है।

चैतन्य कनौरी (शिक्षक)
मोबाइल: +91-9922479070
ckanoria@gmail.com
नागपुर, महाराष्ट्र, भारत
जनवरी 26, 2014

मूत्र चिकित्सा, जब मैंने इसके बारे में सुना तो मुझे थोड़ा गुस्सा आया। लेकिन जब मैंने इसे किया तो मुझे आश्चर्यजनक परिणाम मिले। बिना किसी नकारात्मक प्रभाव के मैंने अपना काफी वजन कम किया। जब मैं अंडे गिनने के लिये जाँच की, तो यहाँ काफी सुधार दिखाई दिया।

वस्ताव में, यह बहुत लाभकारी चिकित्सा है यदि व्यक्ति रोज़ाना इसका पालन करने लगे तो मुझे लगता है कि चिकित्सक की आवश्यकता काफी बड़े पैमाने पर कम हो जायेगी।

नालिनी एम
nalinamuddaiah@gmail.com
जनवरी 13, 2014

सम्मानित महोदय,

मुझे आपको सूचित करते हुये बहुत प्रसन्नता हो रही है कि एक माह के लिये मूत्र चिकित्सा को ग्रहण और लागू करने के बाद, मेरे पिता को अपने सुधार में अनोखे लाभ प्राप्त हुये हैं। अब उन्हें दर्दनिवारक दवा की आवश्यकता नहीं होती है। कल उन्होनें मुझसे कहा कि अब वह बेहतर महसूस कर रहे हैं।

आपका धन्यवाद

भारत पटेल्
bharatd_1970@yahoo.com
मई 20, 2013

प्रिय महोदय,

वास्तव में यह अद्भुत चीज है और मूत्र चिकित्सा की सहायता और फैलाव के लिये इसका श्रेय सिर्फ आपको जाता है। हमें इस सन्देश को उच्चतम सीमा में पृथ्वी के पार फैलाने की आवश्यता है। इसके बारे में हमें जागरुकता फैलाने की आवश्यकता है और अद्यतन रखने के आपके प्रयासों के लिये एक बार फिर धन्यवाद करता हूँ।

श्रेष्ठ सम्मान

देसाई, भविन
Bhavin.Desai1@essar.com
सूरत, गुजरात
फरवरी 05, 2013

नम्स्ते, मैं कुन्दन जयसवाल नेपाल से हूँ। मुझे आपके बारे में जानकर बहुत प्रसन्नता हुई। चूंकि आपके पास मूत्र चिकित्सा के बारे बहुत ज्ञान और अनुभव है। मैंने एक साल तक मूत्र का इस्तेमाल किया और रोग जैसे त्वचा, ह्रदय, मानसिक, हड्डी समस्या और कई और ज्यादा में मैनें काफी लाभ प्राप्त किये। लेकिन मूत्र के प्रयोग के दौरान , यहाँ कुछ नियम, और अधिनियम हैं जिसका हमें पालन करना होगा। ये आपको युवा भी रखता है। मूत्र में पाये जाने वाले एंटी ऑक्सीडेंट के कारण यह बनता है।

तो प्रिय भुरानी, मुझे आशा है कि हम मूत्र में बहुत शोध करेंगे।

कुन्दन जयसवाल
jkundan71@yahoo.com
नेपाल
जनवरी 17, 2014

सम्मानित जगदीश भुरानी जी,

मैं दिसम्बर 2010 में 108 किलोग्राम का था। मूत्र चिकित्सा और जीवनशैली में बदलाव के कारण, दिसम्बर 2013 में मेरा वजन 88 किलोग्राम था। साथ में मेरी रोग प्रतिरोधक क्षमता भी भारी मात्रा में बढ़ती है। मुझे जल्दी

से सर्दी और खाँसी नहीं होती है जो मुझे चिकित्सा को शुरु करने से पहले हो जाता था।

    धन्यवाद और सम्मान,

चैतन्य कनौरिया
ckanoria@gmail.com
नवम्बर 13, 2014

रस एवं संतुलित हलके आहाद "स्वस्थ्य आहार" के लाभ

रस और हलका संतुलित आहार ही "स्वस्थ्य आहार" है। ये खनिज, प्रोटीन, प्रमुख विष्टामिन और महत्वपूर्ण एंटीऑक्सीडेंट यौगिकों के स्रोत हैं। यह रक्त संचार को अच्छा बनाता है, पाचन तंत्र को अच्छा बनाता है और प्रतिरक्षण प्रणाली को मजबूत करता है। यह शरीर को फिर से जवान बनाता है और कई बीमारियों में ये मददगार होता है. यह मोटापे में लाभकारी है और वजन कम करने में मदद करता है। ऊर्जा मिलती है और बिना किसी साइड इफेक्ट के स्वस्थ्य रहते हैं।

कुछ बीमारियों के लिये फल और सब्जियां खाने का परामर्श

	रक्तचाप	रक्तचाप	कोलेस्ट्रॉल	कैंसर	हृदय	अस्थमा
सेब.	✓	✓	✓	✓	✓	✓
फली.	-	✓	✓	✓	-	-
ब्राउन ब्रेड.	✓	✓	-	✓	✓	-
ब्राउन राइस.	✓	✓	✓	✓	-	-
गाजर.						
कोलेस्ट्रॉल प्रबंधन						
आटा	✓	✓	✓	✓	✓	-
मूंग	✓	✓	✓	✓	✓	✓
ओट्स.	✓	✓	✓	✓	✓	✓
टमाटर	✓	✓	✓	✓	✓	-
अनार	✓	✓	✓	✓	✓	-
गेहूं घास	✓	✓	✓	✓	✓	✓

बादाम विटामिन ई, कैल्शियम, फास्फोरस, लौह और मैग्नेशियम का समृद्ध स्रोत है। इसमें अन्य सभी बादाम तुलना में सबसे अधिक पोषक तत्व होते हैं। यह महान चिकित्सा मूल्य के रूप में जाना जाता है। कई रोगों के लिए फायदेमंद है।

सेब में आवश्यक पोषक तत्व, एंटी ऑक्सीडेंट होते हैं जो शरीर को कुछ बीमारियों से बचाता है और शरीर में कैंसर बनने व हृदय रोग से बचाता है। यह उच्च रक्तचाप को कम करता है, आंतों को मजबूत बनाता है और शरीर से विषाक्त तत्वों को निकालने में मदद करता है। यह ऊर्जा का अच्छा स्रोत है।

ब्राउन ब्रेड (गेहूं की ब्रेड) उच्च फाइबर, एंटी ऑक्सीडेंट जैसे विटामिन बी और आयरन से युक्त होती है। यह कब्ज, हृदय रोग, कैंसर, रक्तचाप, मधुमेह के लिए फायदेमंद होता है और अच्छे स्वास्थ्य को बढ़ावा देता है।

ब्राउन चावल मैग्नीशियम, कैल्शियम, आयरन, सेलेनियम, मैंगनीज का **सर्वोत्तम स्रोत होता है और इसमें विटामिन** B1, B2, B3, और B6 होते हैं| यह आहार फाइबर और प्रोटीन का अच्छा स्रोत है। कैंसर, उच्च रक्तचाप और मधुमेह से बचने में मदद करता है और शर्करा के स्तर को नियंत्रित करने में मदद करता है। कोलेस्ट्रॉल को कम करने की क्षमता है।

बीन्स: बीन्स यानी फली पोषक तत्वों, पोटेशियम, कैल्शियम की अच्छी स्रोत है। यह जरूरी कार्बोहाइड्रेट्स मुहैया कराती है, जिससे कोलेस्ट्रॉल और ब्लड शुगर कम होती है। यह हृदय रोग, कैंसर और आंतों के रोगों में मददगार है।

लौकी आवश्यक खनिज, आयरन, प्रोटीन, फाइबर, विटामिन सी और बी कॉम्प्लेक्स में समृद्ध है। यह पाचन समस्या, मधुमेह, कलेजे के कार्यो, रक्तचाप, हृदय रोग, मूत्र विकार आदि में सहायक होता है।

मक्खन विटामिन A, E, K कैल्शियम, एंटीऑक्सीडेंट, आयोडीन, ऊर्जा और मत्वपूर्ण खनिज का स्रोत है, यह मांसपेशियों को बेहतर बनाता है, हड्डियों को मजबूत करता है, प्रतिरक्षा प्रणाली, तंत्रिका तंत्र और मस्तिष्क की क्रिया के विकास में मदद करता है।

छांछ आवश्यक विटामिन, कैल्शियम, प्रोटीन, खनिज, आदि का मूल्यवान स्रोत है। यह तंत्रिकाओं और त्वचा में स्वस्थ सामग्री की आपूर्ति करता है और गैस्ट्रोइंटेस्टाइनल के विकारों व कब्ज से छुटकारा दिलाता है।

गोभी कम कैलोरी वाला, पोषक तत्व से भरपूर भोजन है और विटामिन सी, फोलिक एसिड, पोटैशियम, कैल्शियम, बायोटिन, मैग्नीशियम और आयरन सहित कई पोषक तत्वों का स्रोत है। यह कैंसर, हृदय रोग, मधुमेह, दमा, ब्रोंकाइटिस, रक्त में कफ की अशुद्धियों, अपच, मोटापे और दोषपूर्ण दृष्टि के लिए फायदेमंद है।

गाजर विटामिन A, B1, B2, B6, CCc C, E, K फॉलिक एसिड, पोटेशियम, कैल्शियम, बायोटिन, मैग्नीशियम, मैंगनीज और आयरन का स्रोत है। यह कम क्लोरीन, पोषक तत्वों से भरपूर भोजन है और फोटोकेमिकल से युक्त होता है जो कैंसर विरोधी गुण है। यह कैंसर, मधुमेह, सिर में दर्द, अस्थमा, प्रतिरक्षा तंत्र और त्वचा के घावों के लिए फायदेमंद है। यह मांसपेशियों बनाने वाली, खून साफ़ करने वाली और आँख की रोशनी बढ़ाने और अल्प मूत्रत्याग में सहायक होती है।

फूलगोभी फाइबर का एक बहुत अच्छा स्रोत है जो मलाशय के स्वास्थ्य के सुधार में मदद करता है। यह विटामिन सी और एलीसिन से युक्त होता है जो दिल के स्वास्थ्य और स्ट्रोक के जोखिम में सुधार कर सकते हैं। यह प्रतिरक्षा प्रणाली को मजबूत करने और स्वस्थ कोलेस्ट्रॉल के स्तर को बनाए रखने में मदद करता है। यह बेहद पौष्टिक होता है और इसकी पौष्टिकता में कई रोगों की सीमा को रोकने में मदद कर सकती है।

कोलेस्ट्रॉल प्रबंधन आटा में उच्च प्रोटीन, ऊर्जा, कार्बोहाइड्रेट और आहार फाइबर होते हैं जो मैग्नीशियम, मैंगनीज, कॉपर और फॉस्फोरस का संपन्न स्रोत है। यह सोया प्रोटीन, जई और जौ की स्वास्थ्य सामग्री से युक्त होता है। यह उच्च कोलेस्ट्रॉल को कम करने में मदद करता है, पाचन को सुधारता है और कब्ज, बी पी, मधुमेह, कैंसर, उच्चरक्तचाप, चोट और हृदय रोग में फायदेमंद है।

नारियल पानी में कैल्शियम, पोषक तत्व, एलेक्ट्रोलाईट, पोटैशियम होता है, यह प्राकृतिक विसंक्रमित है और उसमें कोलेस्ट्रॉल नहीं होता है। यह

परिसंचरण में सुधार, पाचन तंत्र को साफ और प्रतिरक्षा तंत्र को मजबूत करता है।

खीरा ठंडा, पाचक, पेट की आग से राहत देने वाला होता है। यह गठिया में राहत देता है, वात रोग की अवस्था और मधुमेह में फायदा पहुंचाता है, और मूत्र संबंधी रोगों का उपचार करता है। यह मोटापा कम करने में सहायक होता है और वजन घटाता है।

दही (स्किम्ड दही) में कैल्शियम होता है, प्रोटीन, आवश्यक विटामिन और खनिज का महत्वपूर्ण स्रोत है। यह तंत्रिकाओं और त्वचा में स्वस्थ सामग्री आपूर्ति करता है। यह गैस्ट्रोइंटेस्टाइनल विकारों और कब्ज से छुटकारा दिलाती है।

खजूर विटामिन 'बी', आयरन, कार्बोहाइड्रेट, मैग्नीशियम, पोटेशियम होते हैं और यह आहार फाइबर का अच्छा स्रोत है। यह ऊर्जा के लिए प्राकृतिक चीनी मुहैया कराता है, जो मांसपेशियों और तंत्रिका तंत्र को बनाए रखने के लिए आवश्यक खनिज प्रदान करता है। यह कब्ज, पेट के कैंसर के लिए मददगार है, कमजोर दिल और गर्भाशय की दीवार को मजबूत करता है। यह हीमोग्लोबिन बढ़ाने, वजन बढ़ाने, मांसपेशियों और हड्डियों के विकास के लिए अतिरिक्त ऊर्जा देता है।

मेथी में प्रोटीन, विटामिन सी, नियासिन और पोटेशियम होता है। यह कई रोगों को दूर कर सकता है और यह कोलेस्ट्रोल, मधुमेह, कब्ज, उच्च ट्राइग्लिसराइड्स, गठिया, दमा, पेट विकार, श्वसन रोग और गुर्दे की समस्या में फायदेमंद हो सकती है।

लहसुन उच्च रक्तचाप को कम करता है, यह रक्त वाहिकाओं को बढ़ाने में

प्रभावी सिद्ध होता है, पल्स धीमी कर देता है, हृदय की आवृति को नियंत्रित करता है और चक्कर आने से बचाता है, सांस के उखड़ने, गैस बनने से राहत देता है।

घी (गाय का शुद्ध घी) का प्राकृतिक मूल्य है, जो एंटीऑक्सीडेंट से भरपूर है और प्रतिरक्षा तंत्र को मजबूत करता है और शारीरिक कमजोरी से

पीड़ित लोगों को शीघ्र शक्ति प्रदान करता है। यह पेट में अतिरिक्त अम्ल को नियंत्रित करता है और पेट में श्लेष्म अस्तर बनाने में मदद करता है। नियंत्रित करता है और पेट में श्लेष्म अस्तर बनाने में मदद करता है। लिपिड झिल्लियों में यह प्रवेश कर जाता है और उन्हें नया बना देता है और खराब पाचन तंत्र को बेहतर बनाता है। यह याददाश्त, बुद्धिमता और दिमाग की क्रियाओं को बढ़ाता है।

अदरक एक प्राकृतिक सामग्री है और पोटैशियम, मैग्नीशियम, कॉपर मैंगनीज का अच्छा स्रोत है। यह चिकित्सा के लिए पाचन शक्ति को उत्सर्जित करता है, गैस कम कर देता है और चक्कर आने, मिचली आने व उलटी आने के लक्षणों को प्रभावी ढंग से रोकती है। यह पाचन रोग, माइग्रेन, गठिया, उच्च रक्तचाप, डायरिया रोकती है और ठण्ड के गंभीर लक्षणों, एलर्जी आदि को कम करने में मदद करती है।

शहद एक महत्वपूर्ण पोषक तत्व है और उसमें लोहा, कैल्शियम, सोडियम, फास्फोरस शामिल पोटेशियम होता है। यह तात्कालिक ऊर्जा प्रदान करता है। इसका इस्तेमाल कई बीमारियों के लिए उपचारात्मक और निवारक के रूप में किया जाता है। यह आँखों और अस्थमा के लिए अच्छा है, फेफड़ों, कफ जमा होने, और बालों के उगने में मदद करता है और कब्ज और अत्याधिक अम्लयता यानी ऐसिडिटी से छुटकारा दिलाता है। यह हीमोग्लोबिन और लाल रक्त कोशिकाओं (आरबीसी) के संतुलन बनाए रखने में मदद करता है।

गुड़ अपरिष्कृत चीनी है, जो कई पोषक तत्वों जैसे प्रोटीन, खनिज, युक्त होता है। यह खून की सफाई में मदद करता है, यकृत की क्रिया, रक्तचाप, प्रतिरक्षा तंत्र को नियंत्रित करता है और पीलिया और आमवाती वेदनाओं को रोकता है। यह तंत्रिका तंत्र को मजबूत करता है और मांसपेशियों को राहत देता है और थकान से राहत दिलाता है, रक्तचाप नियंत्रित करता है और रक्त को रोकने में मदद करता है। यह खाँसी, दमा, अपच, माइग्रेन, गले, फेफड़ों के संक्रमण और कब्ज के लिए फायदेमंद है।

जीरा रक्त का शुद्धीकरण करता है, हीमोग्लोबिन के निर्माण में मदद करता है और अपच, पेट में दर्द और हृदय से सम्बंधित रोगों में फायदे मंद है।

नींबू रक्त वाहिकाओं, धमनियों को मजबूत बनाता है और आंतरिक रक्तस्राव रोकता है। यह गुर्दे, मूत्राशय और पेट के विकारों में राहत प्रदान करता है और यह अनगिनत बीमारियों के इलाज में मदद करता है। यह शक्तिशाली एंटीबायोटिक है जो, कफ निकालता है, कब्ज दूर करता है और उल्टी से बचाता है।

दूध (स्किम्ड दूध) में कम वसा होता है, रक्त परिसंचरण, श्वसन विकारों को दूर करता है और एसिडिटी होने पर एक टॉनिक, एक शांतिदायक दवा के रूप में काम करते हुए प्रणाली के एसिड कम करता है। यह स्वास्थ्य, रक्त परिसंचरण बनाए रखने में मदद करता है।

मूंग की दाल (हरे चने) उच्च फाइबर, पोषक तत्वों, प्रोटीन, कैल्शियम और आवश्यक विटामिन की अच्छा स्रोत है। यह आसानी से पच जाती है और ऊर्जा प्रदान करती है, स्वास्थ्य के लिए फायदेमंद तत्व प्रदान करती है और हृदय की समस्या, मधुमेह, उच्च रक्तचाप, अन्य सभी पुराने रोगों में फायदेमंद साबित होती है।

मोसंबी (मीठा नीबू) में मूल्यवान पोषक तत्व होते हैं और शरीर को पोषण प्रदान करती है। इससे जीवन शक्ति बढ़ जाती है, प्रतिरोध शक्ति बढ़ जाती है। और उल्टी में प्रभावी साबित होता है, डीहाइड्रेशन और रक्त की अशुद्धता दूर करती है।

नीम की पत्तियां पाचन और प्रतिरक्षा तंत्र को उत्तेजित करटी हैं। यह जिगर की क्रिया में सुधार लाता है, रक्त से विषैले तत्वों को दूर करती है और स्वस्थ परिसंचरण, श्वसन, पाचन तंत्र को बढ़ावा देता है। यह एड्स, कैंसर, मधुमेह, गुर्दे की समस्या है, नसों समस्या, रक्त विकार और हृदय रोग के लिए फायदेमंद है।

जई आवश्यक विटामिन, कैल्शियम, प्रोटीन, ऊर्जा, कार्बोहाइड्रेट, घुलनशीला फाइबर और पोषक तत्वों का अच्छा स्रोत है। यह एंटीऑक्सीडेंट से समृद्ध है, भोजन में से विटामिन और अन्य खनिजों के अवशोषण में सहायता करता है और प्रतिरक्षा तंत्र को मजबूत करता है। यह पेट में अम्ल का स्राव उत्सर्जित करता है, ताकि पाचन में मदद मिल सके, रक्त कोलेस्ट्रॉल कम करने में प्रभावी है और उच्च रक्तचाप कम करता है व अत्याधिक तनाव यानी हाईपरटेंशन दूर

भगाता है। यह कैंसर, मधुमेह, अस्थमा, हृदय रोग के लिए फायदेमंद साबित होता है हृदय रोग और स्ट्रोक के खतरे को कम करता है।

पपीता विटामिन 'ए', 'बी' और 'सी' का और C का स्रोत है, जो दिल, जिगर, गुर्दे की परेशानियों, पेट के विकार, मूत्र सम्बंधित विकार और कब्ज में मददगार साबित होता है। यह अस्थमा से राहत देता है और रोगों में सुधार करने में मदद करता।

केले में भारी मात्रा में पोषण के गुण होते हैं और यह ऊर्जा, ऊतक बनाने वाले तत्व, प्रोटीन, खनिज, विटामिन C, A1, B6, B12 का संयोजन होता है और कैलोरी का बेहतरीन स्रोत होता है, जो स्वस्थ्य ऊतकों के पुनरुत्पादन में मदद करता है। यह आंतों से संबंधित विकारों, कब्ज, आर्थराइटिस, गठिया, थक्का, किडनी की समस्या, आदि में फायदेमंद होता है।

अनार सर्वोत्तम एंटी-ओक्सिडेंट का स्रोत है, यह रक्त प्रवाह को बढ़ाता है और एलडीएल कोलेस्ट्रॉल को कम करता है। यह पोषक तत्व प्रदान करता है, बुद्धि और चेतनत्व बढ़ाता है। यह पेट के विकार, हृदय की समस्याओं, कैंसर, एनीमिया, मधुमेह, रक्त चाप, लीवर और किडनी की समस्याओं, जलन एहसास, बुखार, हृदय संबंधी समस्याओं, मुह के रोग और वाक् विकारों में फायदेमंद साबित होता है।

संधा नमक में खनिज और स्वास्थ्य के लिए आवश्यक तत्व शामिल होते हैं। यह फेफड़ों से बलगम और कफ आदि को साफ करता है और साइनस में जमाव दूर करता है। यह रक्त शर्करा स्तर को संतुलित रखता है और शरीर की कोशिकाओं में जलविद्युत ऊर्जा का उत्पादन करने में सहायता करता है। यह अस्थमा, एलर्जी, गठिया, उच्च रक्तचाप, माइग्रेन सर दर्द और अन्य समस्याओं में फायदेमंद साबित होता है।

सोया मिल्क में भारी संख्या में स्वस्थ्य यौगिक होते हैं। यह ऊर्जा, प्रोटीन, विटामिन ए, डी, कैल्शियम, फॉस्फोरस, कार्बोहाइड्रेट्स का बेहतरीन स्रोत है। यह कैल्शियम, फॉस्फोरस, कार्बोहाइड्रेट्स का बेहतरीन स्रोत है। यह कोलेस्ट्रॉल और ट्राइग्लिसराइड घटाने में मदद करता है और हृदय रोग, कैंसर, मधुमेह, गुर्दे की समस्या और कई अन्य स्वास्थ्य समस्याओं में फायदेमंद होता है।

सपोता (चीकू) - यह पोटेशियम, तांबा, लोहा, जैसे खनिजों और विटामिन A और विटामिन C जैसे विटामिन का अच्छा स्रोत है जो दृष्टी, त्वचा और हड्डियों के लिए आवश्यक है। यह संक्रमण के खिलाफ प्रतिरोध विकसित करने और कब्ज दूर करने में मदद करता है। यह फेफड़ों और मौखिक गुहा के कैंसर से बचाता है और दांत मजबूत बनाता है।

पालक हड्डियों को बनाने वाले पोषक तत्वों के साथ साथ विटामिन, कैरोटीन, विटामिन A, ए, बी1, बी2, बी6, सी, ई, फॉलिक एसिड, मैग्नीशियम, आयरन, कैल्शियम और पोटेशियम का बेहतरीन स्रोत है। यह मोतियाबिंद और आँखों के अन्य उम्र संबंधी मैकुलर डीजैनरेशन के खतरे को कम करता है। यह ऑस्टियोपोरोसिस, हृदय रोग, कैंसर, गठिया, उच्च रक्तचाप और हड्डियों के स्वास्थ्य को बनाए रखने में फायदेमंद रहता है।

हल्दी रक्त का शुद्धिकरण करती है, लीवर को उत्तेजित एवं मजबूत बनाती है और पूरे शरीर को स्वस्थ्य एवं सक्रिय रखती है। यह जुकाम, खांसी, सूजन, गैस, रक्त अशुद्धियों, मधुमेह, चोट और त्वचा संबंधी रोगों में लाभकारी है।

टमाटर विटामिन ए, बी1, बी2, और सी का स्रोत होता है। इसमें कैल्शियम, और अन्य प्रकार के रोगों से लड़ता है। यह गैस, अपच, कब्ज और में मधुमेह और किडनी विकारों में फायदेमंद होता है। इसमें लाइकोपीन होता है, जो एंटीऑक्सीडेंट का काम करता है और कैंसर कोशिकाओं एवं अन्य कई प्रकार की बीमारियों से लड़ता है। यह गैस, अपाचान और कॉन्स्टीपेशन में लाभकारी होता है और कैंसर, दृश्यता, हृदय रोग, कोलेस्ट्रॉल, उच्च रक्तचाप, मधुमेह और किडनी के विकासरों में लाभकारी होता है।

अखरोट प्रोटीन और फाइबर का बेहतरीन स्रोत है। यह विटामिन बी, मैग्नीशियम और एंटी ऑक्सीडेंट, ओमेगा-3, फैटी एसिड और कई कैंसर विरोधी गुड़ों से युक्त होता है। यह प्रतिरक्षक तंत्र के लिए सहायक होता है और कोलेस्ट्रॉल कम करने, किडनी समस्या और अस्थमा में फायदेमंद है, हृदय की समस्याओं के खतरे कम करता है और नसों को स्वस्थ्य रखता है।

गेहूं घास के रस में आवश्यक विटामिन और खनिज होते हैं। यह कैल्शियम, जस्ता का बहुत अच्छा स्रोत है। यह एंजाइमों में बहुत अधिक है और

इसमें 70% तक क्लोरोफिला शरीर बनाता है। बढ़ाता है, थैलेसीमिया और रक्ताल्पता से लड़ने में मदद करता है। यह कैंसर, मधुमेह, उच्च रक्तचाप, पक्षाघात, अधिश्धेत रक्तता, गठिया, दमा, मासिक धर्म समस्याओं, आदि जैसे रोगों से मुकाबला करने में मदद करता है। यह पुरुषों और महिलाओं दोनों के प्रजनन स्वास्थ्य के सुधार में मदद करता है, बढ़ाता है व गर्भ धारण में मदद करता है।

जूस और हल्का आहार “प्राकृतिक स्वस्थ्य भेजना” हैं

ये कई बीमारियों को नियंत्रित एवं ठीक करने में मददगार होता है।

अखबारों में छपे लेख

THE NEW INDIAN EXPRESS

By Meera Bhardwaj   Published: 23rd February 2014 06:00 AM

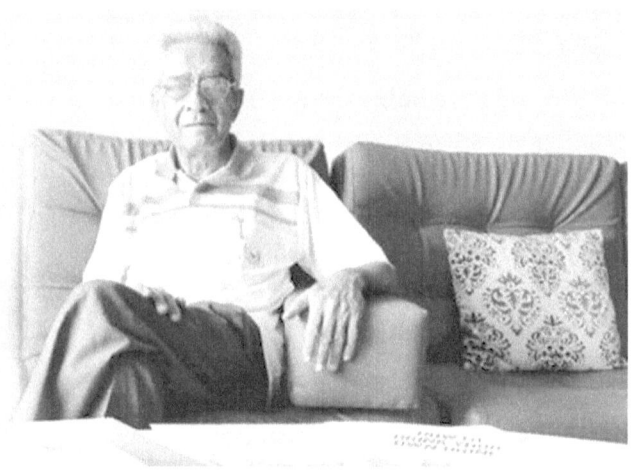

Flushing Away Illness

Bangalore businessman Jagdish R Bhurani has gone one step ahead claiming this age old natural therapy can prevent and cure cancer, AIDS, kidney failure, gall bladder stones, cerebral palsy etc.| Express Photo by Jithendra M

If former Prime Minister Morarji Desai practiced urine therapy for a healthy longer life, retired Bangalore businessman Jagdish R Bhurani has gone one step ahead claiming this age old natural therapy can prevent and cure cancer, AIDS, kidney failure, gall bladder stones, cerebral palsy etc. He says, "All these years, many patients were cured and led a healthy life, but they disappeared without leaving any testimonials. However, in the last few years, I have built a thick file of case studies with details of each individual case history, medical reports and testimonials from doctors and patients to support my claims."

In her last stages of stomach cancer, 55-year-old Vinoda Shetty came to Bhurani in August 2010 for a possible cure after chemotherapy failed. After taking to urine therapy, Vinoda is completely free from pain today and leading a normal life. Her daughter Priya says, "Bhurani advised my mother to immediately start urine therapy and put her on a diet free of chilies, oil and spices. Since December 2010, she has improved a lot. Various tests in the course of three years, has revealed remarkable improvement be it her blood, haematology, or biochemistry parameters. Even today, she follows the same regimen of drinking two-three liters of urine every day, massaging urine two times a day and keeping a wet pack of urine in the morning. She is stable and the disease has not spread to other parts of the body. After going through her medical reports, oncologists in Mangalore have advised her to continue with urine therapy."

It was in 1993, after attending an All India Conference on Urine Therapy in Goa, Bhurani was motivated to take up this method even as he saw his wife practicing it with great success. "My method is a little different from others. Earlier, it was only about drinking urine and water regularly. I recommend a healthy diet to make the urine colorless and odorless. In the case of bedridden patients, their near and dear ones can follow a good diet and donate urine to their husband, wife or children."

Bhurani has set up a website: www.urinetherapy.in through which he propagates the natural benefits of this therapy. "Till date, more than 65,000 people have visited my site and every week, a number of people go through the website, call up and makes inquiries by mail from different countries. Once it was considered a stigma but if followed properly, it is nothing but the nectar of life."

Could Morarji Desai have been right?
Monday, Apr 8, 2013, 4:10 IST | Place: Bangalore | Agency: DNA

Deepthi MR

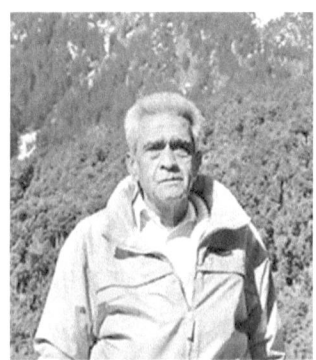

Businessman Jagdish Bhurani claims, with evidence, that urine therapy can cure even terminal cancer patients.

For all the jokes about former Prime Minister Morarji Desai's secret of a healthy long life being urine therapy, he now may seem vindicated. A businessman Jagdish Bhurani has claimed, with evidence, that urine therapy has cured even terminal cancer patients.

When 28-year-old Mamatha (name changed) was admitted to the hospital with a malignant ovarian tumor, she was unaware of what was coming next. She was asked to undergo 12 sessions of chemotherapy. She lost all hopes as she had heard horrifying stories from patients who had undergone chemotherapy and decided to accept her fate. But that is when her mother suggested her to consult Jagdish Bhurani, a businessman.

Now, one may wonder how a businessman could help a patient with ovarian cancer. But, Mamatha today is a cancer survivor and she attributes her recovery solely to Bhurani.

"One has medicines in his or her own body. It is only a trick to learn how to make that medicine work for you," Bhurani, who admits he is not a doctor and does not charge anyone, told Mamatha.

"He gave me a book on urine therapy. At first, it was disgusting for me. I was not sure if I should even consider it. But, I told myself that for the sake of my health, I have to do it and now, I am hale and hearty again. In fact, my skin has cleared up, my pain has vanished and my hair is growing back to its full length," she says. Yes, Mamatha had to drink her own urine as therapy for her debilitating condition.

Many across the world have hypothesized that massaging body with urine and also drinking one's own urine can help cure deadly diseases like cancer too.

Rashmi Jindal, daughter of another cancer survivor from Delhi, said: "My mother was in terminal stage. Doctors in Delhi told us that they could not treat her anymore and that we must call our relatives and give them the news. But, I had faith. I found out from a distant relative about the therapy."

After they contacted Bhurani, who told them to simply go to his website and follow the methods mentioned in it, Rashmi told her family about it.

"She was diagnosed with cancer in the bones, lungs and stomach. She was 53-years-old and the doctors had given up hope. So, we began this treatment at home. We followed very light diet including lots of water, boiled vegetables, brown rice, oat meals and fruit juices. This helped in bringing the odor of the urine down and also in making it light in color. Once this was done, she was asked to take light chemo therapy. After the second one, her lungs were clear and she had no cancer cells at all," says Rashmi.

Following this, Rashmi began making her mother drink more water to help her pass clear urine.

"Now, she has no cancer at all. All tests showed that there were no active cancer cells in her body.

We are glad that we found 'doctor' Jagdish," she said. Many like Rashmi and Mamatha leave testimonials on Jagdish Bhurani's website. How did he find this out?

"I had read a book in 1993 about the treatment. We tried the therapy on my wife who was also very ill. Then, I also began using the treatment and now, I have not fallen sick at all," said Jagdish.

Over the years, he began researching about the therapy and learned that massaging oneself with urine and also making a wet pack of urine could cure people of various illnesses.

"Following this, I treated people with cancer also. One lady who had terminal stage cancer was cured completely. It is the oils, spices and chillis used in the food that makes the urine smelly.

Once this is gone, one can drink it like water," he said.

Further, he said that after massaging oneself with urine thrice, it starts feeling like oil and it relieves pain. "It contains urea, creatinine, ammonia, sodium, potassium, calcium, magnesium, and chloride. And all are beneficial. I started a website last year and over 14,000 visitors have seen the page. I don't charge anything to the people as it is beneficial to all those who believe in it," he said.

Dr KC Ballal, former member of Central Council of Indian Medicine said:

"I believe in integrated medicine. When I would get terminally ill patients and they could not afford anything, I would suggest them this therapy and it has helped them a lot. A patient who had to have his kidneys replaced had no money. Once he was put on this therapy, he became fit again. If it works, why not recognize it."

GREENLocality
the green magazine

Green Locality Staff   Sep 9th, 2013   0 Comment

Nature-cure of cancer patients with their pee is a reality: Jagdish Bhurani

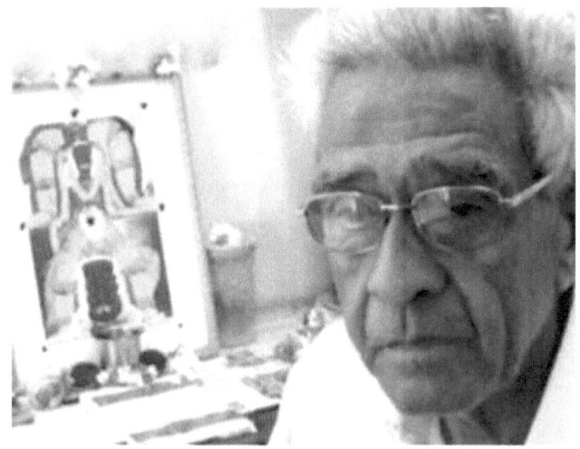

Jagdish Bhurani claims urine therapy can fully cure critical patients. Photo by greenlocality.com

Within weeks of launching his website- www.urinetherapy.in, in April, 2013, total number of visitors to the site reached 14,000. The number came to 38274 by September. If the flow of visitors is any indicator of the increasing acceptability of this yet-to-be-medically-recognized 'natural' method of treatment using 'clean human urine' then Jagdish R Bhurani- a retired businessman- may have already won an important battle against mind-set . But it is easier said than actually done.

Sitting at his basement office in Galaxy Plaza complex in Bangalore's crowded Majestic locality and surrounded by portraits of gods and goddesses, the 70-something Bhurani told greenlocality.com that he himself and many others who come to meet him, phone him and send him thanks mails from abroad and not to speak of the list of his once critically ill patients suffering from cancer and other serious ailments, are testimonials enough to prove the efficacy of the therapy. He said his website gives a complete self-treatment manual and there is no need of anyone to come to him.

"Many come to me with money after having benefited from the treatment. But I don't want any money. It is a free service. But the most important thing is to use fresh secretion. Only after taking a dietary regimen developed by me which yields an odorless water-like liquid that the therapy can be started," says Bhurani, who came to Bangalore from Karachi, now in Pakistan, after partition of India. Today, he is on a full-time mission to propagate the usefulness of the therapy which he claims to have its origin in the Vedic period and well-tested and tried. Last year, social activist Anna Hazare released Kannada version of one of his freely distributed books on urine therapy.

"I have written to heads of medical fraternity, top government

officials in Karnataka and in New Delhi, and all those who matter in the corridors of power or elsewhere, including former President A P J Kalam, but I am yet to get any response from them. I say that this is a cheap and easy method of self-treatment, once used by later Prime Minister Morarji Desai as well, but officials say that unless it is tested by medical science it can be allowed to be used an alternative methods of naturopathy or Uropathy." So For Bhurani, it is going to be long wait. Meanwhile he continues to try and make a pitch for the therapy with supportive letters from doctors from various streams of medicines.

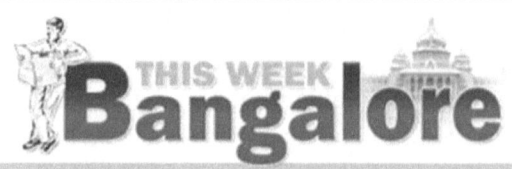

20th – 26th Dec. 2008

Moderate Mental Retardation was cured through Urine Therapy

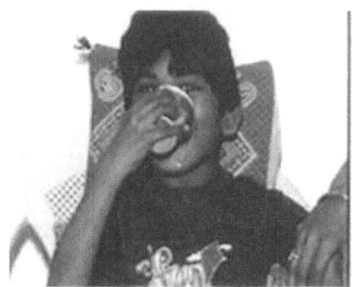 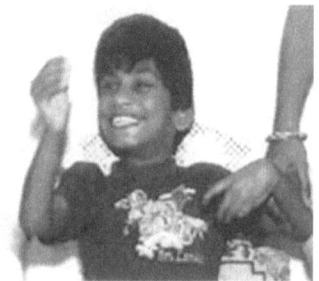

This 10 years old boy Jagan was admitted once at Nimhans in 2005 for the diagnose of Moderate Mental Retardation with cerebral palsy. And all his reports from NIMHANS are lost. The child has never been sent to a special school, Jagan was diagnosed with Moderate Mental Retardation and Cerebral Palsy. He could not able to speak, turn his head, move his hands and legs from birth. All his joints were stiff and he was unable to sit and stand. On my advice to his parents started "Urine Therapy" for their son from 1-09-08 to 1-11-2008 (within 60 days) Jagan has started speaking and become active. He can turn his head, the joints of his hands and legs have become loose and mobile. He can hold glass in his hand and drink water said Mr. Jagdish R. Bhurani, the re inventor of this therapy.

Jagan is resident of Shanthinagar whose mother is a maid servant, and father auto driver, it is miraculous improvement that this boy is now able to scroll around from one room to another room, the parents are very happy to see this transformation, many such testimonies are there to give. There many cases like who could avail this therapy free of cost, Urine therapy can control, cure all kinds of Chronic diseases, it is a free service to humanity said Jagdish,

Explaining how it works, Bhurani says urine therapy consists of various steps like drinking one's own urine, massaging the body with it and applying the wet pack of urine on the portions of the body.

Says Bhurani: "Urine rebuilds the vital organs of brain, heart, lungs, pancreas, liver and kidneys, which are damaged due to disease. It also makes the dead tissues alive and active. Urine massage and urine wet pack gives a great relief to the patients. It relaxes the muscles and dissolves toxins accumulated in the body. It can dissolve the blood clot and open the blood vessels of the heart patients. It can also dissolve the lumps and the lympnodes of cancer patients. While following the therapy, patients must drink only urine and water, along with some juices and light diet as prescribed by persons who have sound knowledge of urine therapy." He can be contacted on 9342872578, or email: jbhurani@gmail.com

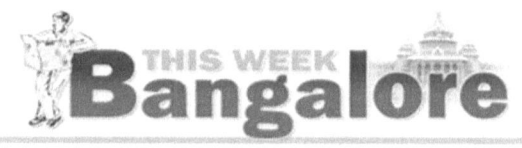

22nd–25th Dec. 2007

Are you ready to try this Therapy?

Are you one of those unfortunate ones who has tried every new age therapy and failed to cure your illness – whatever it may be? Try once more. And you might just get lucky – with Urine Therapy. Or so claims Jagdish Bhurani.

Having meticulously studied urine therapy and practiced it, Bhurani claims to have successfully treated many persons of their ailments. Like 55-year-old Ramakrishna Reddy who followed his instructions and was 'miraculously' cured of gall bladder stones. When medical tests revealed the presence of multiple stones in his gall bladder, doctors advised Ramakrishna Reddy to go for surgery. On the advice of a well-wisher, he approached Bhurani who put him under urine therapy for a period of 50 days. Five days after the treatment started, the acute pain in his stomach vanished, and after 45 days, medical tests indicated there was no trace of any stones in his bladder.

Bhurani cites another example of how his therapy worked wonders for Radha, who was diagnosed with breast cancer. After the biopsy confirmed the lump in her breast as cancerous, she was advised to undergo chemotherapy treatment and removal of her breast. A desperate Radha agreed to be put under urine therapy. "Within 12 days of the treatment, the severe pain in her breast had gone, and it became normal, the earlier stiffness was gone. She gained in confidence, and continued the therapy. For the last 13 months, she has not taken any medicines, and has not undergone any kind of surgery or chemotherapy treatment.

Now, she has no problems whatsoever and is a normal life," says Bhurani. Explaining how it works, Bhurani says urine therapy consists of various steps like drinking one's own urine, massaging the body with it and applying the wet pack of urine on the portions of the body.

Says Bhurani: "Urine rebuilds the vital organs of brain, heart, lungs, pancreas, liver and kidneys, which are damaged due to disease. It also makes the dead tissues alive and active. Urine massage and urine wet pack gives a great relief to the patients. It relaxes the muscles and dissolves toxins accumulated in the body. It can dissolve the blood clot and open the blood vessels of the heart patients. It can also dissolve the lumps and the lympnodes of cancer patients. While following the therapy, patients must drink only urine and water, along with some juices and light diet as prescribed by persons who have sound knowledge of urine therapy."

Desperate measures call for desperate solutions. In a world where there are therapies a dime a dozen, one more does not hurt... (Jagdish Bhurani can be contacted on 9342872578)

"मूत्र चिकित्सा" उपचार की एक प्राचीन पद्धति है।
उपचार का शक्तिशाली अभ्यास
"स्व-मूत्र चिकित्सा"
का उल्लेख
"शिवांबु कल्प विधि"
में है जो 5000 साल पुराने दस्तावेज
दमरतंत्र
का हिस्सा है, जो
हिंदुओं के पवित्र वेदों में है।

मूत्र चिकित्सा का उल्लेख आयुर्वेद के
लगभग प्रत्येक भाग में है।

यह योग के अभ्यास की प्राचीन पद्धति है।
तांत्रिक योग संस्कृति में इस अभ्यास को "अमरोली" कहा जाता है।
अमरोली जड़ शब्द "अमर" से आया है

प्राचीन किताबों और वेदों में
मूत्र को "शिवांबु," यानि शिव का जल
के रूप में संदर्भित किया गया है।
"शिवांबु" को पवित्र द्रव्य करार दिया गया।
उनके अनुसार मूत्र दूध से ज्यादा पोषक है।

"मूत्र चिकित्सा" उपचार का प्राचीन तरीका है, जो
प्रभावी आरोग्यकर तौरतरीका एवं
शक्तिशाली प्राकृतिक चिकित्सा है।
यह शक्तिशाली प्राकृतिक चिकित्सा है

और उपचार का सबसे सुरक्षित तरीका।
इसके कोई दुष्प्रभाव नहीं हैं।
यह हर प्रकार की गंभीर एवं पुरानी
बीमारियों को ठीक करने और
स्वस्थ्य बने रहने की पूरी तरह
दवारहित एवं प्रभावी प्रणाली है।

ईश्वर ने हमें जन्म से ही बहुमूल्य उपहार (मूत्र) दिया है।

मूत्र चिकित्सा को पारंपरिक रूप से इस्तेमाल किया गया। अधिकांश लोगों के लिये इस उपचार की तकनीक को अपनाना एवं उसके लाभ पाना काफी कठिन होता है।

मूत्र चिकित्सा के अधिकतम लाभ उठाने के लिये मैंने अध्ययन किया, खोज की और अनुसंधन कर सही विधि एवं तकनीक को खोजा है, जिसे जन्म से सेरेब्रल पॉल्सी से ग्रसित बच्चों समेत हर कोई अपना सकता है। इसे अपनाकर घर में बहुत आसान तरीके से इसका अभ्यास किया जा सकता है।

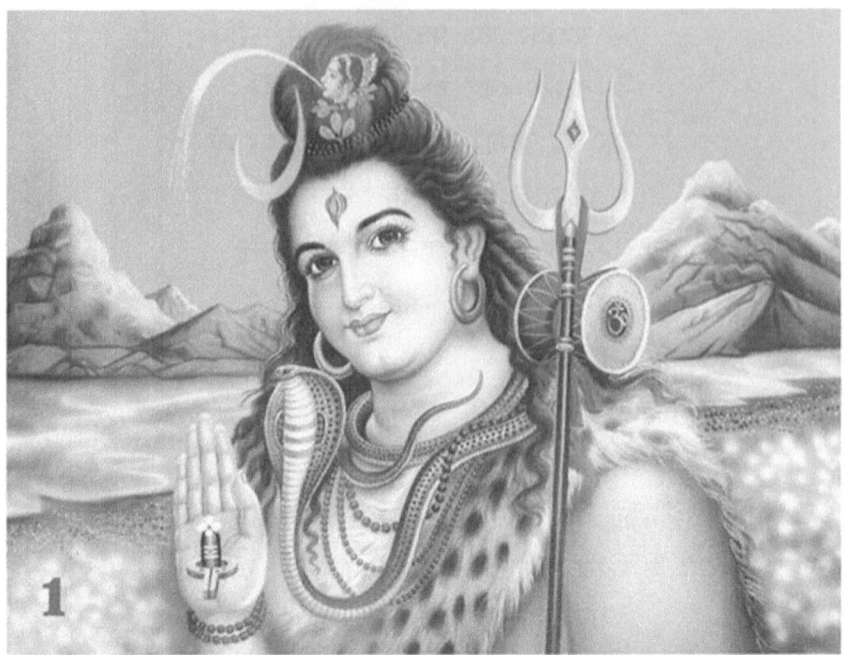
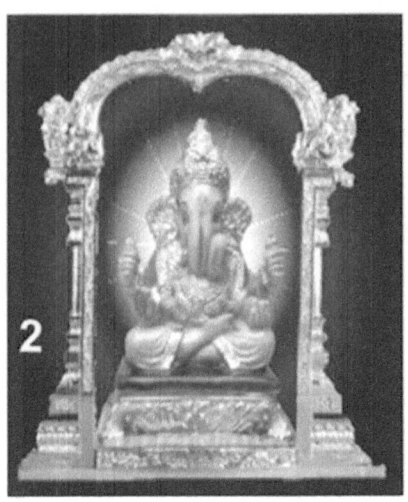
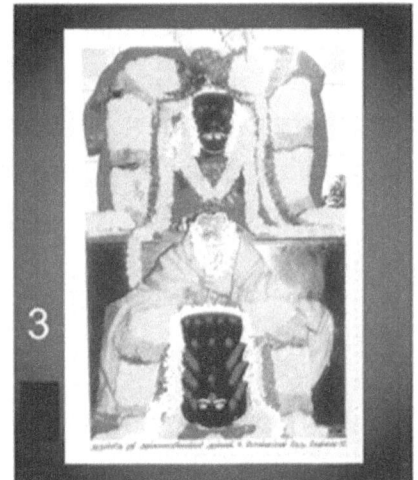

1. भगवान शिव
2. श्री गणेश
3. श्री अंगला परमेश्वरी माता

Health is Wealth
"Shivambu" is the Holy Liquid
The Nectar of Life

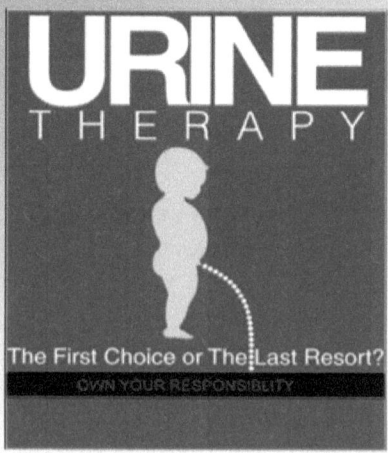

"Knowledge is an Ocean"
The have-s should share it with have-not
The Ocean will become Nectar
And the World much better

For more details:
- Case history, Diagnosed Reports & video recording of Cancer Patients.
- Case History & video recording of patients suffering from various diseases.
- Testimonials of patients suffering from Cancer & other various diseases.
- Benefits of Urine Therapy.
- Method of Treatment.
- Download in English, Hindi, Tamil and Kannada.

Visit: www.urinetherapy.in

JAGDISH R. BHURANI
BENGALURU - 560076

E-mail: jbhurani@gmail.com
Mob: - 093428 72578

www.ingramcontent.com/pod-product-compliance
Lightning Source LLC
Chambersburg PA
CBHW020422220526
45464CB00002B/531
* 9 7 8 9 3 5 2 0 6 6 5 5 1 *